AF454839

MÉMOIRE

SUR

L'HYPONARTHÉCIE.

Imprimerie de GUEFFIER, rue Guénégaud, n°. 31.

MÉMOIRE

SUR

L'HYPONARTHÉCIE,

OU

SUR LE TRAITEMENT DES FRACTURES

PAR LA PLANCHETTE,

Avec une nouvelle manière de la suspendre et d'y assujétir les membres; et la description d'un appareil particulier.

PAR MATTHIAS MAYOR, D. M.

CHIRURGIEN DE L'HÔPITAL DU CANTON DE VAUD,
MEMBRE DU CONSEIL SOUVERAIN DU MÊME CANTON,
ET DE LA SOCIÉTÉ HELVÉTIQUE DES SCIENCES NATURELLES.

PARIS,
GABON ET COMPAGNIE, LIBRAIRES,
RUE DE L'ÉCOLE-DE-MÉDECINE, N°. 10.

GENÈVE,
BARBEZAT ET DELARUE, ÉDITEURS,
RUE DU RHÔNE, N°. 177.

1827.

AUX MARINS

DE TOUTES LES NATIONS.

Braves Marins,

Vous saurez apprécier tous les avantages du procédé que je vous destine, plus facilement que la plupart des Savans. Vous pouvez le juger d'autant mieux, et à la seule inspection, qu'il a quelque ressemblance avec vos lits, et que vos membres brisés y seront placés comme sur de petites couchettes suspendues au-dessus ou à côté de vos hamacs, et où ils pourront se remuer facilement, sans douleur et en toute sécurité.

Puissiez-vous n'en avoir besoin que pour des

blessures gagnées en cherchant à lier paisiblement entre eux les rivages lointains et inconnus du vaste Océan, et jamais pour celles reçues en vous en disputant l'empire !

MATTHIAS MAYOR.

Décembre, 1826.

PRÉFACE.

Un médecin anglais de beaucoup de mérite, le docteur Todd, ayant eu occasion, il y a trois mois, de voir à l'Hospice cantonnal, à Lausanne, une fracture du col du fémur traitée par un appareil mobile suspendu à notre manière, fut frappé, avec raison, de la simplicité du moyen, de l'aisance avec laquelle le malade pouvait se remuer dans son lit, et du peu de gêne qu'il éprouvait. Après avoir pris une connaissance exacte de cette méthode de remédier aux fractures, il sentit qu'elle devait surtout convenir aux marins, et il conçut, avec une vive satisfaction, le projet de l'introduire incessamment dans la marine de son pays et d'en faire jouir ses compatriotes.

Il nous pria, en conséquence, non-seulement de rédiger une instruction sur ce nouveau procédé et sur quelques améliorations importantes que nous lui avions fait subir depuis quatorze ans, mais il désira que nous pussions envoyer, tout confectionnés, quelques-uns de nos appareils aux Lords de l'Amirauté et au célèbre chirurgien Travers.

Nous cédâmes bien volontiers aux instances flatteuses du docteur Todd et à son ardent désir d'être utile à ses anciens camarades (M. Todd avait servi dans la marine). Nous nous mîmes à l'ouvrage avec d'autant plus d'empressement que nous crûmes saisir une bonne occasion de tirer de l'oubli et d'une indigne obscurité un des meilleurs moyens de la chirurgie moderne.

Mais l'envie de satisfaire sans délai à la noble impatience du docteur anglais a trop précipité notre travail, et le mémoire, d'un bout à l'autre, se ressent de notre excès de zèle, ainsi que du défaut d'habitude que nous avons d'écrire et du peu d'instans qu'une pratique assez étendue nous a laissés pour cette rédaction.

Si, comme le pense M. Todd, les matelots et les troupes de mer peuvent retirer des services éminens de notre appareil, les armées de terre pourront y recourir aussi en toute confiance; car il semble avoir été fait tout exprès pour venir au secours de tous les BRAVES.

Ce mot nous rappelle tout particulièrement aujourd'hui les héroïques et trop malheureux défenseurs de la civilisation en Grèce : aussi ai-je la douce satisfaction de savoir que notre mémoire sera expédié aussitôt à Napoli pour y être traduit, et l'illustre M. Eynard a bien voulu accepter, au nom de ses intéressans protégés, les lithographies nécessaires à ce sujet. Le besoin que nous éprouvâmes de lui adresser bien vite cette brochure a contribué sans doute, aussi, à presser cet ouvrage et au désordre qu'on y trouve. La table des matières pourra peut-être engager le lecteur à être moins sévère à notre égard, et le traducteur à être plus heureux que nous.

RESUMÉ

ET

TABLE DES MATIÈRES

Dans l'ordre suivant lequel elles pourraient être mieux traitées.

MÉMOIRE

SUR

L'HYPONARTHÉCIE.

Le docteur Sauter, de Constance, a fait connaître, en 1812, un procédé très-ingénieux et tout-à-fait nouveau pour traiter les fractures des extrémités, sur-tout inférieures, même les plus compliquées, *sans employer aucune attelle* (*). J'ai pris dans le trop volumineux livre de ce célèbre praticien (1) tout ce qui m'a paru nécessaire et essentiel pour l'intelligence de ce sujet intéressant, et je publiai cette notice à la fin de la même année 1812 (**). Dès lors je me suis servi, presque exclusivement, de cet appareil pour les

(*) *Instruction pour traiter sûrement, commodément et sans attelles, les fractures des extrémités, particulièrement les compliquées et celles du col du fémur*, d'après une méthode nouvelle, facile, simple et peu coûteuse; par le docteur Sauter, premier physicien de la ville et du district de Constance, correspondant, etc., avec cinq planches. A Constance, 1812.

(**) *Instruction pour traiter, sans attelles, les fractures des extrémités, etc.*, d'après la méthode inventée par le docteur Sauter, traduction libre de l'allemand, faite par le docteur Mayor. A Paris et à Genève, chez J. J. Paschoud, libraire.

nombreuses fractures que j'ai eu à traiter, soit à l'hospice cantonnal, soit dans ma pratique particulière, et j'ai eu la satisfaction de voir que la plupart de mes collègues, dans ce Canton, l'avaient aussi adopté et l'employaient avec tout le succès désirable.

Le grand principe de Sauter, principe auquel tous les chirurgiens doivent rendre hommage, lorsqu'il s'agit du traitement des fractures des extrémités, c'est la position convenable et fixe, avec le moins de gêne possible, du membre brisé. Si l'on peut obtenir ces deux conditions essentielles, tout en accordant au malade une grande aisance à se remuer dans son lit, et pour satisfaire à ses différens besoins; et si l'on facilite, en même temps, et par le même moyen, la besogne du chirurgien au point de la rendre presque nulle et de la restreindre, pour ainsi dire, à une simple surveillance, certes, et il faut l'avouer, un appareil semblable ne laisse plus rien à désirer. Tel est, en effet, celui proposé par le docteur Sauter. Il a l'avantage exclusif de se prêter, avec une extrême facilité, à *toutes* les indications variées que réclament la nature et le siége des fractures, ainsi que toutes leurs différentes complications. Avec cet appareil est résolu ce problême si difficile, qu'il semble presque un paradoxe, *de traiter un membre brisé, même avec les plus fâcheuses complications*, *par la simple position et sans aucune attelle*, *et de permettre, en même temps, à ce membre, d'*EXÉCUTER SANS PEINE *tous les mouvemens parallèles à l'horizon.*

Cet appareil consiste dans une ou deux petites planchettes recouvertes et garnies convenablement, et sur lesquelles on place et fixe le membre malade dans la position qu'on veut lui donner, et cette planchette, ainsi chargée, est attachée au plafond ou au ciel du lit par des cordes qui, passant dans des trous pratiqués aux quatre coins, la suspendent au-dessus du lit, de manière à la rendre extrêmement mobile.

Comment se fait-il qu'un moyen aussi simple, aussi précieux, reste presque inconnu et ne soit pour ainsi dire pas employé? On en est d'autant plus surpris, que les fractures sont, de toutes les affections chirurgicales, les plus fréquentes, celles qui nécessitent le plus souvent des opérations cruelles et d'affreuses mutilations; qu'elles sont les plus douloureuses et les plus pénibles pour les malades, et celles qui donnent le plus d'embarras aux chirurgiens et exigent plus particulièrement leur attention et leurs soins.

Plusieurs causes peuvent faire expliquer cet étrange abandon et cette coupable insouciance des praticiens envers ce nouveau procédé. Et d'abord, le nom du docteur Sauter n'était point connu; celui de son traducteur l'est encore moins, et chacun sait que les meilleures choses n'ont malheureusement de prix aux yeux de la multitude que lorsqu'elles sont proposées par des hommes marquans, ou pronées de toutes manières. Nous avons cru, le docteur Sauter et moi, que la matière était assez intéressante, et qu'elle se recommandait suffisamment par elle-même pour qu'on s'empressât, sinon de nous lire et de consulter l'expérience, du moins de jeter un coup-d'œil sur les planches qui accompagnent nos brochures, afin d'avoir une idée de cette nouvelle méthode: nous nous sommes trompés (2).

Un second motif qui a empêché notre appareil de réussir, c'est qu'il tend à produire un bouleversement complet dans la manière de traiter les fractures, et que les esprits n'étaient point préparés du tout à cette espèce de révolution. Bien loin d'éprouver le besoin impérieux d'une réforme dans cette partie importante de l'art de guérir, les chirurgiens, au contraire, étaient tout satisfaits des moyens connus, et semblaient s'applaudir de la manière avantageuse dont ils savaient en faire usage. Le traitement des fractures paraissait en effet être parvenu à ce degré de perfection qui laisse peu à désirer, et les routiniers, en l'envisageant ainsi, n'avaient garde de s'écarter de l'ornière battue, et devaient redouter toute innovation, sur-tout *radicale, comme révolutionnaire, dangereuse et subversive de tous les bons principes*. Cependant leur procédé est encore très-imparfait, et laisse bien des lacunes à remplir, sur-tout s'il s'agit des complications. Il exige, avant tout, un nombre plus ou moins considérable d'aides intelligens, soit pour la réduction, soit pour les pansemens consécutifs; viennent ensuite les bandelettes ou l'éternel et inutile bandage de Scultel, les compresses, les paillassons et les remplissages de toute espèce dont on surcharge une partie déjà très-sensible, douloureuse, engorgée, déchirée, gangrénée peut-être, ou prête à l'être. Les attelles, enfin, toujours indispensables, et qui ne peuvent agir que par une compression plus ou moins forte, doivent nécessairement augmenter la plupart des accidens déjà assez fâcheux. Le membre caché, et, pour ainsi dire, enchâssé dans un appareil aussi épais, ne peut être examiné qu'au moment des pansemens; l'inflammation et ses suites, et les dérangemens des fragmens, ne peuvent être aperçus assez à temps pour pouvoir y remédier. Dans les nombreux cas de fractures compliquées et où les pansemens doivent être multipliés, il faut que le malade soit, en quelque sorte, sous la main du chirurgien; et l'on sait, d'ailleurs, quelles que soient l'habilité de ce dernier et celle des assistans, combien ces pansemens sont, pour la plupart, douloureux et pénibles. Ajoutons que, pour les extrémités inférieures, le malade est nécessairement obligé de rester presque immobile sur le dos, qu'il ne peut changer de position et satisfaire à des besoins indispensables sans occasioner de vives douleurs, et sans risquer de déranger le rapport exact des fragmens entre eux. Enfin, et chacun le sait, il est des cas si fâcheux où l'appareil ordinaire ne peut nullement suffire pour parer aux accidens graves que les complications et leurs différentes phases amènent fréquemment à leur suite; il devient insupportable; il ne peut s'opposer à la difformité du membre, et il ne laisse malheureusement d'autre ressource que celle de l'amputation.

Une troisième raison qni a sans doute dégoûté de l'appareil de Sauter, c'est la difficulté de le suspendre convenablement, et j'avoue que cette suspension, si utile et si nécessaire, et telle que l'indique le docteur de Constance, est accompagnée, par fois, de tant d'embarras et de détails minutieux, et elle est si sujette à se déranger, qu'elle est bien capable de rebuter le praticien le mieux intentionné. Disons, enfin, que le docteur Sauter, en abondant dans son sens et en lançant l'anathème contre les attelles et les autres moyens contentifs, a évidemment trop négligé quelques légères précautions capables de fixer encore mieux les extrémités des fragmens, et à les empêcher de vaciller dans les mouvemens aussi faciles que fréquens auxquels le patient peut se livrer, et auxquels il se livre toujours d'une manière inconsidérée.

Éclairé par une expérience de quatorze ans, je suis parvenu, d'un côté, à suspendre tous les membres de la manière la plus simple, la plus facile et la plus expéditive, et, de l'autre, à lutter aisément contre la mobilité des fragmens, sans ôter à notre appareil aucun des avantages qui le distinguent si éminemment et le rendent si précieux. Mais il est temps de le faire mieux connaître et apprécier, et d'indiquer les modifications dont il est susceptible, suivant les différens membres fracturés. Commençons par celui propre à une fracture de la jambe; c'est le plus simple, celui qui est le plus souvent mis en usage et qui sert de base aux autres.

Appareil pour les fractures de la jambe.

Cet appareil consiste en une planchette de sept à dix pouces de largeur (plus ou moins) sur une longueur proportionnée à celle de la jambe, de manière, cependant, que la planchette soit de quelques pouces plus longue que le membre mesuré depuis le jarret à la plante du pied. Cette petite planche peut être envisagée comme une très-large attelle (3) placée par le chirurgien au-dessous du membre brisé, sur laquelle il donne à celui-ci l'extension, la forme, la position et la direction qu'il désire, en faisant en même temps, et suivant les règles de l'art, la coaptation nécessaire, et sur laquelle il peut ensuite fixer les fragmens et tout le membre d'une manière invariable. Il va sans dire que cette planche, ainsi que toute autre attelle, doit être garnie convenablement, afin que le membre puisse y reposer sans se blesser. On la recouvrira donc d'un sachet de bales de quelques céréales appropriées, ou de son, ou d'un petit matelas de coton, de crin, d'étoupe, etc., de telle manière que ce remplissage, quel qu'il soit, puisse se mouler sur la forme du membre qu'il doit recevoir et protéger, et qu'il forme, pour cet effet, sous ce dernier, une espèce de coulisse ou de gouttière (4). Dans une foule de cas simples, cet appareil, seul et duement suspendu, pourrait déjà amplement suffire. Il acquiert encore plus de solidité, si, au moyen d'une large bande qui lie la jambe avec la planchette, on fait, de la jambe et de la planche suspendue, une seule et même pièce, et si l'on force, de la sorte, l'une à suivre paisiblement tous les mouvemens de l'autre. Mais il y aurait de l'imprudence à ne pas fixer mieux le membre brisé, et c'est ici que notre appareil se distingue tout particulièrement; car non-seulement le pied et la jambe peuvent facilement être maintenus dans la bonne direction qu'on leur a donnée, mais les mêmes moyens servent encore à leur appliquer *l'extension* et *la contre-extension en permanence*. Pour cet effet, un montant tout simple, ou un *sous-pied*, en forme d'échelle, est adapté au bas de la planchette, et s'y élève, à angle légèrement ouvert, à la hauteur de huit à dix pouces. (*Voyez* nos figures et leur explication.) C'est à ce point fixe et solide qu'une bande, placée d'abord autour des malléoles, et que nous désignerons sous le nom de *talonière*, vient s'attacher aisément, et y fait l'office de puissance extensive. La contre-extension a lieu tout naturellement par le poids seul du membre, aidé de l'action de quelques *bandes de direction* (dont nous parlerons bientôt), mais spécialement par l'effet d'une *jarretière* qui entoure la jambe au-dessous du genou, et dont les deux chefs vont s'attacher à l'un des côtés de l'extrémité supérieure de la planchette, par le moyen d'une vis qu'on y a placée.

La sollicitude du chirurgien aurait déjà lieu d'être satisfaite par la position qu'il vient de donner à cette jambe, et par l'extension et la contre-extension auxquelles il l'a soumise, afin de maintenir cette position d'une manière invariable; mais elle va plus loin encore, par l'emploi judicieux de certains liens que nous avons appelés bandes *de direction*. Ainsi, lorsque l'endroit de la fracture n'offre aucune difformité, ou lorsqu'il y en a une qui annonce que les fragmens tendent à s'élever vers la partie antérieure de la jambe et à y faire bosse, on applique sur ce lieu-là le milieu d'une bande dont on ramène un des deux chefs par-dessous la planchette, pour le lier avec l'autre chef vers le côté de la planche même. Par ce moyen, les fragmens sont abaissés, et le milieu de la jambe est appliqué et pressé contre la planchette.

La jambe tend-elle à affecter une mauvaise direction latérale et à se courber dans tel ou tel sens, on applique sur la partie la plus convexe le milieu d'une bande, dont un des chefs est passé immédiatement sous la jambe, et l'autre en avant ou par-dessus, et tous les deux sont serrés et liés à une vis, qui sera placée au bord de la planchette répondant à la concavité du membre. Par l'effet de cette bande, les os sont ramenés et maintenus dans une bonne conformation. Avec le concours de ces liens, le membre est solidement fixé, et les fragmens ne peuvent plus changer de rapport entre eux, en supposant toujours *la mobilité* de la planchette : c'est, en effet, ce qui arrive constamment, et le chirurgien n'est guère plus alors que le simple spectateur du travail de la nature pour la consolidation du membre. Nous pouvons dire, à juste titre, *spectateur;* car la jambe n'étant recouverte que *d'une simple bande,* le chirurgien peut à son gré, et sans rien déranger à son appareil, voir tout ce qui se passe, et s'assurer du bon ou mauvais état de la fracture, et de celui de tout le membre qui en est l'objet.

Toute sa vocation consiste dans cette facile inspection, afin de voir si telle bande a besoin d'être resserrée ou relâchée, opération qu'il fait toujours *seul* très-facilement et sans occasioner de douleurs au malade : il peut même hardiment confier toute cette affaire à un aide tant soit peu intelligent et à de simples garde-malades. Il m'est arrivé plus d'une fois, après avoir bien placé et assujéti une jambe cassée, compliquée même d'affreux déchiremens, et après avoir donné des instructions simples et faciles à un des assistans; il m'est arrivé, dis-je, de n'avoir revu le blessé qu'au bout de plusieurs semaines, et, comme j'en étais sûr d'avance, sans qu'il en fût résulté le moindre inconvénient. Les fomentations, les cataplasmes et les pansemens convenables, tout s'était fait sans moi, avec autant de facilité *que si l'os n'eût pas été atteint.*

Tel est encore le grand avantage de cette nouvelle méthode, c'est que tout se voit, tout se fait, tout se corrige sans aucun embarras, sans douleur, et on pourrait presque dire *sans chirurgien;* il suffit, le plus souvent, d'un simple assistant doué d'un peu de bon sens et d'intelligence (comme on peut en rencontrer partout) pour suppléer l'homme de l'art le plus habile.

Nous employons des vis pour fixer nos bandes, parcequ'on les introduit aisément et sans ébranler l'appareil, et qu'on est dans le cas de les introduire tantôt d'un côté, tantôt de l'autre, et à telle ou telle hauteur, suivant le siége de la fracture et la courbure qu'affecte le membre; mais ce point important sera mieux apprécié à l'article *Explication des figures*, où nous renvoyons le lecteur.

Voilà donc notre jambe étendue et garrottée sur la planchette : voyons maintenant comment on peut la suspendre et la rendre mobile, chose le plus souvent, sinon nécessaire, du moins bien utile et agréable, et toujours bien facile à obtenir. Le docteur Sauter, cependant, n'a pas été très-heureux dans le choix de ses moyens de suspension. Les cordes de sa planchette, fixées aux extrémités d'un bâton, qui est lui-même suspendu horizontalement par les deux bouts d'une autre corde dont le milieu tient au plafond ou au ciel du lit, présentent souvent, ainsi que nous l'avons déjà fait remarquer, des difficultés aux commençans, exigent des tâtonnemens incommodes et souvent longs, laissent facilement incliner la planche d'un côté, permettent rarement au bâton de rester dans une position horizontale, etc., etc.

La manière de manier ces cordes et de les fixer au bâton demande, d'ailleurs, une certaine habitude qu'on ne peut guère exiger des chirurgiens, et sans laquelle ils paraissent gauches et embarrassés, ce qui est peu convenable. J'ai éprouvé tout cela d'une manière désagréable, et j'ai vu souvent qu'un simple charretier était, à cet égard, beaucoup plus habile que moi. J'ai eu donc une très-grande satisfaction de trouver un moyen plus simple, plus à la portée de tout le monde, et plus facile à employer pour la suspension de ma planchette. Cette découverte, car c'en est une que j'envisage comme très-heureuse, contribuera puissamment à mettre en crédit le nouvel appareil, à lui créer des partisans, j'ose presque dire, à le faire goûter généralement. Je m'empresse de la faire connaître dans sa plus grande simplicité.

Une seule corde me suffit pour la petite planche, que nous savons être percée aux quatre coins : j'introduis les deux bouts de cette corde dans les deux trous placés au haut de la planchette, en les insinuant par sa face inférieure, de manière que le milieu de la corde soit placé entre ces deux trous-là ; j'introduis pareillement ces deux mêmes bouts de corde dans les deux trous inférieurs, mais par la face supérieure de la planche, et je les noue ensuite sur la face inférieure, entre les deux trous. La corde ainsi passée et soulevée présente deux *anses* égales, parallèles, et plus ou moins grandes, lesquelles, rapprochées et portées sur le doigt, permettent de donner de suite et sans peine à la petite planche la position et l'inclinaison qu'on désire. Si la planche est égale partout, et si elle n'est pas plus chargée à l'une de ses extrémités qu'à l'autre, le doigt devra être placé au milieu des deux anses, pour que l'appareil soit parfaitement en équilibre et horizontal; il sera placé en deçà ou au-delà de ce milieu, si l'on veut faire incliner la planchette tantôt d'un côté, tantôt de l'autre, ou si, étant chargée d'un côté, on veut néanmoins la ramener et la maintenir dans une direction plus ou moins parallèle à l'horizon : ce doigt, en un mot, en changeant par sa position les rapports respectifs des deux leviers, représentés par les portions de nos deux anses de corde situées à gauche et à droite du doigt, déterminera toujours facilement l'inclinaison de la planchette, et la modifiera très-exactement et à volonté.

Substituons maintenant à ce doigt un autre point d'appui stable et solide, et nous pourrons de suite et sans aucun tâtonnement obtenir le but essentiel. Pour cet effet, on fait passer ces deux anses parallèles et réunies à côté l'une de l'autre sur le chef d'une autre corde dont le milieu tient au plafond; en tirant en sens inverse les deux bouts de cette dernière corde, on élève à volonté la planchette, et, après lui avoir donné une élévation convenable, on noue ou arrête les deux bouts de cette corde : l'appareil se trouve par ce moyen soulevé au-dessus du lit, et cette suspension le rend tout-à-fait mobile. Tout est facile alors pour ajuster la planchette au gré du chirurgien, et il lui suffira, tout simplement, de faire passer, en deçà ou en delà du susdit point d'appui, une portion quelconque de nos deux anses de corde. Voilà tout ce qu'il y a de plus simple et de plus facile à se procurer partout pour la suspension de la planche, et je dirai même que cette manière de la suspendre sera toujours suffisante au but de l'homme de l'art.

Une autre manière toute simple encore, et qui a quelques avantages sur la précédente, est celle-ci : le point d'appui pour nos deux anses, au lieu d'être immédiatement sur la corde, comme il est indiqué ci-dessus, a lieu dans un crochet, ou mieux encore dans un anneau métallique attaché à cette corde; et le milieu de celle-ci, au lieu d'être simplement fixé au plafond, aurait aussi la facilité de glisser sur un crochet ou dans un anneau qu'on y aurait assujéti. Par ce léger changement, l'élévation et l'abaissement de la planchette, et les différentes inclinaisons à donner à l'appareil, sont un peu plus faciles.

Mais ce qui vaut incontestablement mieux que tous les modes de suspension, quand on peut se les procurer, ce sont deux poulies : l'une, qui représente notre anneau et notre point d'appui de corde, reçoit les deux anses de la planchette, et permet de les placer avec une rare facilité ; l'autre est fixée au plafond, et nous offre un moyen bien commode de hisser la planchette, suivant nos désirs et nos besoins. Il est nécessaire d'arrêter d'une manière fixe les anses, quand elles ont été ajustées sur les points d'appui, et sur-tout sur la poulie, et cela se fait aisément, en liant ensemble, vers le point d'appui, les deux anses avec un bout de fil, et en passant en deçà ou en delà de ce fil une petite cheville, pour empêcher ces anses de revenir en arrière, ou de changer leurs rapports avec le point d'appui.

L'appareil, tel que nous venons de le décrire, doit toujours être préparé d'avance pour recevoir la jambe fracturée, et pour pouvoir être suspendu et rendu mobile, dès que le membre aura été placé et assujéti convenablement. Pour cet effet, on a soin d'arranger le lit de manière que, soit au bas, soit sur les côtés, rien ne puisse gêner les divers mouvemens de la planchette. On pressera sur le matelas ou la paille, du côté de l'appareil, pour abaisser un peu cette partie du lit, afin que la planche ne touche pas le drap, et on l'élèvera au-dessus de ce dernier de tout ce qu'on jugera nécessaire. La planchette, avant d'y mettre le membre, sera cependant maintenue immobile à ce niveau-là, par un oreiller ou par tout autre corps placé au-dessous, et on ne la rendra mobile, en retirant l'oreiller, que lorsque le membre aura été dûment placé et lié, et que les cordes seront bien ajustées : on la verra alors céder à la plus légère impulsion, et se remuer avec la jambe, dans toutes les directions, sans secousses, et sans occasioner de douleur au patient.

Cette facilité à se mouvoir est si grande, que les malades finissent presque tous par en abuser étrangement. On les voit imprudemment prendre plaisir à se porter en haut et au bas de leur lit, et à s'y tourner et retourner dans tous les sens avec beaucoup d'agilité. Ils peuvent aisément, et sans le secours d'aucun aide, se mettre sur un bassin, et même se glisser seuls sur une table ou un lit, placés à côté du leur, pourvu qu'ils se trouvent d'égale hauteur.

On comprendra bientôt, au reste, cette singulière et précieuse facilité de mouvemens divers, quand on réfléchira que la jambe est solidement fixée sur un plan mobile, et que la mobilité de celui-ci est si grande, qu'il cède de suite à la plus légère impulsion, et qu'il obéit sans effort à la plus faible cause. Il n'y a donc ici aucune saccade, et il ne peut y avoir ni dérangement ni frottement entre les fragmens.

Cependant il est un terme à tout, et je dois avouer que l'abus que font de ces mouvemens faciles la plupart des malades, entretient quelquefois une certaine mobilité entre les fragmens eux-mêmes, qui peut retarder leur complète consolidation. C'est pour obvier à cet inconvénient, que quelques praticiens poussent la circonspection jusqu'à laisser autour du membre le tout ou partie de l'ancien appareil, par exemple, une ou deux petites attelles.

Cela peut avoir, sans contredit, ses petits avantages dans certaines circonstances, et jamais d'inconvéniens, si la fracture est simple.

Je me contente, lorsque je crains quelque imprudence, de recourir à un carton gommé, que je place, en quelque sorte, comme une selle sur le membre brisé. Je l'assujétis par trois bandes matelassées, qui peuvent s'attacher et se détacher, au besoin, avec la plus grande facilité, et qui même, en cas de plaies et d'esquilles, ne blessent jamais les parties. Je recommanderai volontiers aux chirurgiens cette petite et innocente adjonction à l'appareil de Sauter, comme une garantie de plus, d'une prompte et heureuse guérison.

Mais, dira-t-on, que gagnez-vous donc avec votre planche, puisque vous conservez l'ancien ordre de choses, avec tous les inconvéniens que vous avez signalés, et sans doute beaucoup exagérés? vous ne faites que compliquer les moyens. Vaut-il donc la peine d'innover et de bouleverser pour quelques minces avantages, dont on peut se passer, et dont on a su se passer jusqu'à présent? Je répondrai d'abord que le placement tout simple du membre sur la planchette suffit *toujours*; que le carton n'est là que par excès de précaution; que les attelles, que l'on conserve par habitude, par respect ou par poltronnerie, n'ont besoin alors que d'être *très-légèrement appuyées*; enfin, que le blessé a, dans tous les cas, le grand avantage de la mobilité de son membre.

Une chose assez importante, et qui peut parfois embarrasser un moment, c'est la manière de recouvrir et de protéger contre le froid un membre ainsi placé et suspendu. Si on le laisse sous les couvertures ordinaires, l'autre jambe n'est pas très-bien couverte, et l'appareil surchargé peut être gêné dans ses mouvemens. En été, ou dans un appartement où la chaleur est tempérée, tout est facile; mais, dans les circonstances opposées, et lorsqu'on est dans l'asile du pauvre et du malheureux, je le répète, on peut éprouver quelques légères difficultés. Cependant on en vient encore à bout au moyen de quelques épingles, qui servent à fixer les couvertures, ou en mettant sur l'appareil un petit duvet ou de la flanelle, et en le recouvrant à-peu-près comme le petit lit d'une poupée. Le bon sens et l'intelligence suppléeront, au reste, facilement à ce que j'omets de dire ici, et peut-être trouvera-t-on que je me suis déjà trop étendu sur ce mince sujet.

Appareil pour les fractures de la cuisse.

Ceux qui, d'après les préceptes de certains auteurs et en suivant l'exemple d'un grand nombre de chirurgiens, veulent continuer à placer une cuisse cassée dans une direction parallèle à l'axe du corps, et avec l'extension de la jambe, n'auront besoin que de se procurer une planchette qui, au lieu de s'étendre jusqu'au jarret seulement, comme dans les fractures de la jambe, se prolongera jusqu'à la tubérosité ischiatique. Mais ceux qui, mieux avisés, font cas de la position fléchie de la cuisse sur le bassin, et de la jambe sur la cuisse, s'empresseront d'ajouter à l'appareil de la jambe, tel que nous venons de le décrire, une petite planche que nous appelons *fémorale*, qui s'étend jusqu'à l'ischion, et qui s'articule avec la première, au moyen d'une ou de deux charnières. La suspension de cet appareil brisé a lieu de la même manière que celle de la simple planchette, avec cette seule différence que les deux bouts de la corde, qui doivent former nos deux anses, doivent s'introduire, d'un côté, à l'extrémité supérieure de la planchette supplémentaire, où se trouvent deux trous, et, de l'autre, au bout inférieur de la planchette primitive ou tibiale, comme si les deux planchettes n'en faisaient qu'une seule. Mais, pour former les deux plans inclinés dont l'un doit recevoir la cuisse, et la soutenir fléchie sur le bassin, tandis que l'autre maintiendra la jambe plus ou moins fléchie sur la cuisse, il est nécessaire d'enfiler et de fixer une autre petite corde dans un des trous supérieurs de la planchette tibiale, et de faire passer ensuite le bout de cette corde par le point d'appui des deux anses, et, enfin, par l'autre trou de la planchette. On pourra alors soulever cette partie, qui se trouve sous le jarret, à la hauteur désirée, et la maintenir à ce degré d'élévation, en arrêtant et fixant la corde; c'est-à-dire, et dans d'autres termes, on pourra très-facilement, et par ce seul moyen, donner aux deux planches tel degré d'inclinaison qu'on voudra, et leur faire décrire tel angle qu'on aura jugé convenable.

Ce simple arrangement peut, rigoureusement parlant, suffire pour une fracture simple de la cuisse; mais il acquiert plus de solidité, et il offre sur-tout plus d'avantage *pour l'extension permanente*, quand celle-ci est jugée nécessaire, si on fixe au bassin la petite planche de la cuisse.

Dans ce but, on échancre légèrement cette petite planche à son extrémité supérieure, et vers son bord interne, à l'endroit qui répond à l'ischion et appuie contre sa tubérosité. On rembourre toute cette partie, afin qu'elle ne blesse pas, et on cloue, dans cet endroit, et à la face inférieure de la planche, une large bande matelassée. Cette bande doit être assez longue pour pouvoir faire le tour du corps, en forme de ceinture, et elle se terminera par une courroie, afin qu'on puisse la fixer à une boucle, qui se trouve à la partie externe et supérieure de la planchette. Cette bande sert ici de *sous-cuisse* et de bandage de corps, et passe d'abord sur l'aine du côté malade, puis autour de l'os des îles du même côté, ensuite derrière le dos, et est ramenée sur le ventre, et vers le haut de la cuisse cassée, où se trouve, en dehors, la boucle dont nous venons de faire mention, ou une attache quelconque.

L'extension a lieu comme pour la jambe, et au moyen de notre talonnière; et la contre-extension se fait par l'échancrure rembourrée de notre planchette qui arc-boute contre l'ischion, et par la large bande qui fait ici l'office de sous-cuisse, de ceinture et de bandage de corps, et qui devient ainsi une puissance contre-extensive solide, stable et commode, et comme on en chercherait en vain partout ailleurs.

Appareil pour les fractures du col du fémur.

L'appareil pour les fractures du fémur, et tel que nous devons de le décrire, peut suffire également pour le traitement de celles du *col* de cet os. Il offre tout ce que demandent les praticiens les plus célèbres et les plus heureux : je veux dire deux plans inclinés pour la flexion de la cuisse et pour celle de la jambe. Il a, de plus, l'avantage inappréciable et exclusif d'une inclinaison plus sûre et plus commode que celle qu'on obtient au moyen des simples oreillers mis sous le jarret, ou des trois planches d'Astley-Cooper ; d'une inclinaison qu'on peut varier aisément et à volonté, et il a sur-tout l'utilité des mouvemens auxquels peuvent impunément se livrer tous les malades. Le docteur Sauter ne s'est cependant pas contenté de tous ces grands avantages ; il a voulu de plus appuyer sur le trochanter, le refouler vers l'articulation, et emboîter de telle sorte tout le bassin, qu'il ne fît plus qu'une seule et même pièce avec l'extrémité inférieure.

Pour obtenir tous ces résultats, il a cru devoir adapter à l'appareil de la cuisse, tel que nous l'avons indiqué, une pièce de ferblanc qui est taillée de manière à embrasser l'os des îles du côté malade et tout le sacrum. Cette pièce, bien rembourrée, est clouée à la partie supérieure et externe de la planchette fémorale, et est fixée autour du corps de la manière suivante par deux bandes. L'une s'étend de l'échancrure interne de notre planchette fémorale et au-devant de l'aine du côté malade jusqu'à la partie supérieure et interne de la pièce de métal, où elle est bouclée ou fixée par des attaches; l'autre commence vers le sacrum, où finit cette pièce métallique, et s'étend vers la région iliaque, puis sur le ventre, et elle est ramenée à la boucle de l'appareil pour le fémur, que nous avons dit être placée au haut et en dehors de la cuisse.

Je me suis servi avec beaucoup de succès de cet appareil dans une dixaine de cas, et les malades n'en paraissaient point incommodés. Cependant je suis porté à croire qu'on peut, sans regret, rejeter la pièce de ferblanc, pourvu qu'on mette, comme bandage de corps, à l'appareil fémoral simple, une bande matelassée bien large. La feuille mince de métal ne peut guère, en effet, soutenir mieux le fémur et le bassin qu'une pareille bande, et elle n'est pas assez solide pour être prise en grande considération et lui accorder beaucoup de confiance. On s'en passera d'autant plus volontiers, que sans elle, que dis-je? qu'avec de simples planches inclinées *fixes* et nullement assujéties au bassin, et même avec de simples coussins, on guérit assez bien certaines fractures du col du fémur.

Ces espèces de lésions n'auraient donc, à nos yeux, aucun privilége sur les autres fractures de cet os, et nous les traiterions purement et simplement avec l'appareil fémoral. Nous avons néanmoins cru devoir le décrire ici, afin que l'expérience des autres chirurgiens puisse s'accorder avec notre opinion ou l'infirmer au besoin.

Lors donc qu'il s'agit de maintenir réduite une fracture quelconque du fémur, qu'elle soit près du genou, dans le corps, ou vers le col de l'os, simple ou compliquée, avec ou sans obliquité des fragmens, on place la cuisse et la jambe sur les planchettes inclinées en sens inverse et dûment garnies de sachets ou de petits matelas.

On met notre large sous-cuisse, comme nous l'avons indiqué; on attache le pied au montant qui se trouve immédiatement au-dessous du membre, ainsi que nous l'avons dit pour les fractures de la jambe.

On place une large bande matelassée sur le milieu de la cuisse, et qui embrasse tout l'appareil, afin d'assujétir le membre sur la planchette et de l'empêcher de se déranger ou de changer ses rapports avec l'appareil. Cette simple bande suffit si la cuisse n'offre aucune difformité notable; mais si elle est courbée, ou qu'elle ait une tendance à se courber, on l'appuie et on la redresse avec des bandes de direction, tout comme nous l'avons enseigné pour la jambe, en pareil cas.

On pourra aussi avoir recours, au besoin, à un large carton gommé appliqué et fixé sur les parties antérieures et latérales de la cuisse, ainsi que nous l'avons dit également pour la jambe.

Le lecteur devra être frappé de l'uniformité des procédés et du petit nombre de préceptes que requiert le traitement *de toutes* les fractures des extrémités inférieures, au moyen de notre appareil : toujours la position sur la planchette, un lien au pied, et un ou deux autres sur le reste du membre, voilà tout ce qu'on peut dire et ce qu'il faut sans cesse répéter pour chaque cas et pour chaque os.

Les fractures des tout petits enfans ne peuvent guères se traiter par notre méthode, et il faut nécessairement recourir ici au bandage roulé et aux cartons gommés, qui réussissent si bien et si promptement chez les sujets en très-bas âge. Cependant, si les fractures étaient chez eux tellement compliquées que l'application du moyen ordinaire fût ou insuffisant ou nuisible, il ne faudrait pas balancer un instant, et on pourrait, même dans ce cas-là, recourir à une petite planchette. On surveillerait bien les mouvemens désordonnés de ces petites créatures, et on les empêcherait de toute manière. Chacun sait, au reste, que les enfans sont, en général, si dociles dans le cas de fracture, qu'ils finissent bien vite par être plus tranquilles que les adultes mêmes.

Fractures des extrémités supérieures.

On trouvera rarement l'occasion d'employer notre planchette pour les extrémités supérieures, et on en sent bien vite la raison : c'est qu'il faut nécessairement garder le lit, et qu'il est bien rare qu'au moyen d'une écharpe (5) et du secours de l'extrémité saine, on ne puisse en quelque sorte suspendre et soutenir l'extrémité affectée, et marcher en même temps.

Cependant, si le cas était trop grave et trop douloureux pour permettre des mouvemens, et s'il obligeait de rester au lit, on pourrait placer également le membre malade sur une petite planchette suspendue.

Il y a peu de jours que, pour la première fois, j'ai dû recourir à cet excellent moyen. C'est pour un enfant de douze ans, atteint depuis vingt-quatre heures d'une fracture de l'humérus tout près du coude. L'os ayant percé les tégumens et intéressé une artère; la fracture avec un gonflement et une ecchymose considérable, l'hémorrhagie, la plaie et la douleur vive que ressentait l'enfant dès qu'on remuait son bras, tout m'indiquait la planchette en suspension, et elle réussit en effet au-delà de mes espérances.

Je m'abstiendrai à dessein de décrire ici ce petit et simple appareil, car je ne ferais que répéter ce que déjà j'ai dit et répété plusieurs fois ailleurs : je dirai seulement que je me suis servi d'une simple petite planchette sans le montant qui existe à l'appareil pour la jambe, et que, si l'on voulait, on pourrait échancrer un peu et rembourrer la partie de la planche qui peut toucher la poitrine, et peut-être encore l'assujétir autour des épaules, de la même manière qu'on fixe autour du bassin l'appareil fémoral.

Traitement local de toutes les fractures.

Le traitement des membres fracturés, lorsqu'ils sont bien appliqués et suspendus sur notre appareil, est on ne peut pas plus facile. Il a lieu exactement de la même manière que si l'os était parfaitement intact. On fait presque abstraction de l'état de celui-ci, comme si la fracture n'existait pas ; aussi, donnons-nous ici *carte blanche* à chaque praticien pour employer ses moyens de prédilection. Les sangsues, les résolutifs de toute espèce en cataplasmes, en fomentations, en lotions, les emplâtres, la charpie, tout peut être mis en usage au gré du chirurgien, et suivant les indications qu'il croira devoir remplir. Il peut compter, au demeurant, que le premier venu, en quelque sorte, pourra toujours exécuter ses ordres et ses directions de la manière la plus convenable. Lorsqu'il y a des désordres considérables qui occasionent une suppuration très-forte et fétide, je fais laver fréquemment le membre avec de l'eau, et pour préserver *le petit lit* où repose immédiatement la jambe, je passe sous celle-ci une pièce de taffetas gommé ou de toile cirée, qui permet aux liquides de s'écouler sans trop salir les pièces de notre appareil.

Je ne dois pas oublier de dire que l'appareil fémoral peut devenir nécessaire dans certains cas particuliers de fractures de la jambe. Ainsi, lorsque la fracture est très-voisine du genou, sur-tout s'il y a lésion des tégumens, il faut bien suppléer à la jarretière, inadmissible ici, en faisant porter *ailleurs* la contre-extension. Lorsque l'irritation musculaire ou telle autre circonstance nous force à une extension et contre-extension extraordinaires, il peut être utile de porter le point d'appui sur le bassin, ce qui permettra d'ailleurs de mettre tous les fléchissemens dans un relâchement désirable par l'inclinaison des deux planchettes. Lorsque, par la contraction insolite du soléaire et des gastrocnémiens, la jambe semble vouloir se fléchir vers l'endroit de la fracture (ce qui fait faire aux fragmens une saillie difficile à maîtriser), on aura recours à l'appareil fémoral incliné, qui relâchera de suite les muscles irrités et permettra aux fragmens de rester dans une bonne position.

Il peut sans doute y avoir encore d'autres circonstances qui devront réclamer cet appareil fémoral, lors même que la fracture sera à la jambe. On hésitera d'autant moins à l'employer alors, que cet appareil est lui-même très-convenable pour le traitement des fractures de la jambe, et qu'il n'est guères plus embarrassant que la simple planchette.

Emploi de la planchette hors *les cas de fractures.*

Mais cet appareil est encore très-précieux pour d'autres cas qui n'ont rien de commun avec le traitement des fractures des extrémités inférieures; ainsi dans les tumeurs blanches et les inflammations des os du pied, dans certains accès de goutte, dans les lésions graves du pied, de son articulation avec la jambe, de la partie inférieure de celle-ci, et où le moindre mouvement arrache des cris, l'appareil pour la jambe est une ressource admirable qui permet au membre de reposer doucement, et au malade de se remuer presque sans douleur.

Il en sera de même de certaines lésions graves du genou, de la fracture de la rotule, de la section de son ligament, de certaines plaies transversales de la cuisse, et même du tendon d'Achille, où l'immobilité des articulations doit être complète. Ici l'appareil pour les fractures de la cuisse, *avec ou sans l'inclinaison respective des deux planchettes* (6), est de même très-propre à soulager les blessés, tout en leur permettant quelques légers et précieux mouvemens. J'ai éprouvé, dans tous les cas que je viens de citer, les grands avantages de ces appareils, et je les garantis de même aux praticiens qui voudront en faire usage en pareille circonstance.

EXPLICATION

DES FIGURES.

Figures 1 et 2.

La figure 1re. présente une jambe cassée, placée et assujétie sur une planchette convenablement garnie, et suspendue à la manière du docteur Sauter.

On a bien ici deux anses, mais elles sont disposées tout différemment des nôtres, et vous remarquerez que, pour les rendre égales et les arrêter à la même hauteur, il faut, de toute nécessité, plus d'un tâtonnement. Les difficultés proviennent sur-tout du peu d'habitude que nous avons en général d'arrêter ces cordes d'une manière invariable, et de la tendance qu'elles ont à se déranger. Or, le moindre dérangement en apporte un dans la longueur respective des anses, et peut nécessiter encore de nouveaux tâtonnemens. Nous avons un embarras tout pareil pour assujétir le milieu de ces cordes aux extrémités du bâton. De plus, si la jambe vient à s'incliner sur un des bords de la planchette, la corde, tirée de ce côté-là, tend à glisser sur le bâton, ou si elle y est bien assujétie, elle fait rouler et tordre le bâton de manière que l'appareil est nécessairement incliné sur le côté, comme s'il allait se renverser. Les mêmes inconvéniens que nous avons signalés aux cordes de la planchette se retrouvent encore pour celle qui doit suspendre le bâton et le rendre horizontal. Notez bien, quand tout semble parfaitement en règle, que si le membre presse d'une manière trop inégale sur l'une des extrémités de la planchette, l'équilibre se rompt, et que ni la planchette ni le bâton ne sont plus dans une direction horizontale et convenable. Cela a lieu sur-tout pour la suspension des appareils du fémur, parce qu'une partie du poids du tronc appuie et pèse considérablement sur l'extrémité fémorale de la planche. Le bâton, ainsi que la planchette, ne peuvent plus alors être retenus dans une bonne position qu'en raccourcissant si fort le bras du levier *AB*, qu'il devient presque perpendiculaire, et qu'il affecte la direction *AC*, de manière qu'il soutient à lui seul le poids de tout l'appareil. Cet inconvénient ne serait pas trop grave, s'il n'obligeait à des essais minutieux et interminables pour trouver la juste longueur *AB*. Ajoutez que si vous vouliez élever ou abaisser votre appareil, ce qui devient souvent utile et nécessaire, vous êtes dans le cas de déranger quelques-unes de vos cordes, et que les embarras se reproduisent pour les arrêter de nouveau : c'est, comme on dit, *impatientant*, et bien propre à dégoûter. Pour parer à ce dernier inconvénient, nous avons eu recours à une poulie fixée au plafond, sur laquelle passait le bout d'une corde qui venait s'attacher en *A*, *Fig.* 2, au milieu de celle qui soutient le bâton, et on l'arrêtait au bâton même *B*. Cet amendement à notre appareil (fig. 2) était un premier pas fort avantageux, et nous a insensiblement amené à notre mode actuel de suspension.

Le crochet qui soutient la corde ou la poulie se fixe ordinairement au plafond, ou au ciel du lit, quand celui-ci offre assez de solidité. Dans les hôpitaux, où ce mode de suspension serait par trop difficile, vu la hauteur du plancher et le défaut de ciel de lit, et dans un appartement dont on voudrait ménager le plafond, on peut faire établir, soit dans le sens transversal du lit, soit suivant sa longueur, deux montans en fer ou en bois qui soutiennent une traverse, ou bien un montant seulement en équerre ou en col de cigne. Ces montans, dans les hôpitaux, seront arrangés de manière à pouvoir être placés et enlevés à volonté. Ils ont l'avantage d'être, en général, moins élevés que le plancher, et de permettre de changer de place au lit. Ils offrent encore une plus grande facilité pour assujétir une suspente quelconque, au moyen de laquelle, le malade peut se soutenir, se soulever et s'aider avec ses mains de la manière la plus commode.

Figure 3.

Le mode de suspension indiqué par cette figure n'est point à dédaigner dans quelques cas. Je l'ai mis en usage avec succès pour des douleurs atroces du pied, suites d'une inflammation articulaire, et il a cet avantage, c'est qu'il permet avec tous les mouvemens parallèles à l'horizon, ceux d'élévation et d'abaissement des extrémités de la planchette, ou plutôt de bascule de cet appareil.

Les goutteux s'en trouveront sûrement très-bien, et il est possible aussi que ce mode soit particulièrement convenable pour la suspension des extrémités supérieures, et auxquelles les mouvemens de bascule ne seraient pas préjudiciables. La planchette, au reste, pourra facilement être transformée en bascule au moyen de notre poulie (fig. 6). Il suffira que celle-ci joue bien, et qu'on n'y arrête pas le jeu des anses.

Cette facilité d'arrêter et de faire jouer la poulie à volonté, c'est-à-dire de permettre ou d'empêcher les mouvemens de bascule, est encore un avantage précieux de notre méthode, dont le praticien saura tirer parti dans l'occasion.

Figure 4.

Cette manière de suspendre est, sans doute,

fort simple et bonne dans les appartemens très-bas, ou lorsqu'il existe une traverse peu élevée au-dessus du lit; cependant elle a cet inconvénient, qu'il faut nécessairement que les anses soient amenées à une longueur exacte et déterminée, ce qui exige quelques tâtonnemens, d'après la méthode du docteur Sauter; et que si le malade désire que l'appareil soit élevé ensuite, en plus ou en moins, cela ne peut avoir lieu qu'avec une certaine difficulté et en dérangeant les cordes. Mais je serais un ingrat si je parlais mal de ce mode de suspension; car c'est après l'avoir essayé dans un cas particulier, et m'être assuré par-là que le bâton n'était pas nécessaire, et que même il était de trop, que l'idée bien naturelle m'est venue de mon appareil perfectionné. Cependant, quel que soit le peu de hauteur du plafond, ou du point où pourra se fixer notre appareil, il vaudra toujours mieux ne pas y faire arriver nos anses *immédiatement*, mais les y attacher au moyen des points d'appui que nous avons indiqués. Cette réflexion trouvera son application même sur les vaisseaux et sur les charriots propres au *transport des blessés* du genre de ceux qui nous occupent en ce moment (7).

Figure 5.

Cette figure représente notre manière toute

simple de suspendre l'appareil. En *A*, est un crochet ou un anneau qui soutiennent la corde, ou sur lesquels on permet à celle-ci de glisser. Cette même corde sert en *B* de point d'appui aux deux anses de la planchette, soit simplement, soit en formant une boucle, soit en soutenant un anneau métallique : cette manière est suffisante pour suspendre toute espèce d'appareil, comme il est facile de s'en assurer ; mais si en *A* et en *B* vous adaptez une poulie, le mode de suspension sera le plus parfait de tous.

D'après ce mode, tout est facile et promptement exécuté : facilité de rendre les deux anses exactement de la même hauteur ; car c'est une seule et même corde qu'il suffit de faire glisser dans tel ou tel sens : facilité de les suspendre en les faisant glisser dans un anneau de corde ou de métal, ou sur une poulie : facilité d'élever ou d'abaisser tout l'appareil en élevant ou abaissant notre point d'appui : facilité de rendre la planchette horizontale et de l'incliner de telle et telle manière, en poussant les anses réunies en deçà ou au-delà du point d'appui actuel : facilité d'arrêter invariablement cette position horizontale ou inclinée. (Il suffit d'une petite cheville mise en deçà ou en delà du point d'appui au moyen d'un fil qui attache ensemble les deux cordes qui forment nos anses.) Si, à tout cela, vous ajoutez encore la facilité d'adapter ce mode de suspension à tous les appareils et dans toutes les circonstances, de les préparer d'avance et de manière qu'on n'ait besoin que de les crocher, vous serez convaincu avec moi que ce mode est le plus parfait qu'on puisse imaginer.

Cette figure indique très-bien, d'ailleurs, l'utilité et la manière d'agir de nos trois bandes, et chacun pourra se convaincre, par la simple inspection, que ces moyens contentifs sont, en effet, amplement suffisans.

Vous voyez la talonnière tirer sur la jambe et la maintenir étendue; elle fixe également le pied dans une bonne direction, grâce à la largeur de ses deux parties collatérales. La situation et la hauteur du sous-pied offre, d'ailleurs, un moyen facile de placer ce pied et de l'incliner à volonté.

La jarretière, en pressant le haut de la jambe contre le coussinet et la planchette, et en se dirigeant obliquement en haut, aide à la contre-extension que le poids du membre et son frottement sur l'appareil rendent déjà bien suffisante, si l'on réfléchit sur-tout à la grande mobilité de l'appareil. Cette mobilité est telle, que le moindre effort fait fuir le fragment inférieur lorsque le supérieur viendrait à le pousser, de sorte qu'il est bien difficile qu'ils puissent chevaucher.

La bande de direction, au milieu de la jambe, tend à redresser le membre et à fixer mieux les rapports des fragmens. Ces bandes de direction se placent toujours avec intelligence sur les parties convexes, et offrent un moyen aussi facile que commode et énergique pour redresser à volonté un os; mais il faut pour cela que la jarretière, ainsi que la talonnière, soient fixées du côté opposé des bandes de direction, et qu'elles empêchent, par-là, le bas et le haut de la jambe de céder aux tractions inverses de la bande de direction. (*Voyez* la figure 16.) Ces bandes, comme toutes celles que nous employons, sont toujours matelassées, ainsi que nous le dirons plus bas dans un autre article.

La jambe, telle qu'elle est placée ici, était fracturée obliquement tout près de l'articulation tibio-tarsienne, avec déchirement des tégumens et la sortie du fragment supérieur du tibia. Malgré tant de désordres, ce membre n'a pas eu besoin d'autres pièces de pansemens, et il est resté tel jusqu'à parfaite guérison. Le mal aurait été beaucoup plus considérable encore, et porté à l'extrême, que l'on n'aurait pas eu besoin d'autres moyens pour le traiter avec tout le succès désirable et *possible.*

On voit ici que cette jambe est sans cesse sous les yeux du malade et des assistans, et qu'ils peuvent, à chaque instant, juger de sa conformation, et la changer facilement au besoin. Le chirurgien s'applaudit, de son côté, de pouvoir épargner à son patient la gêne affreuse du grotesque et lourd appareil ordinaire; d'avoir la facilité d'appliquer partout, et quand il le veut, les sangsues, les cataplasmes émolliens, ou tels autres moyens qu'il juge convenables, de faire faire des pansemens de propreté aussi souvent qu'ils sont requis, etc., etc.

Figure 6.

Cette figure n'a presque pas besoin d'explication, après tout ce que nous avons déjà dit. Je ferai seulement observer que la planchette fémorale, articulée sous le jarret avec la tibiale, doit être d'autant plus courte qu'on voudra fléchir davantage la cuisse sur le bassin, et la jambe sur la cuisse. Cette double flexion a, incontestablement les plus grands avantages, en mettant dans le relâchement tous les fléchisseurs ensemble. Or, nous savons que ces muscles sont de beaucoup les plus nombreux et les plus vigoureux, et que si on peut les ménager, aux dépens même de leurs faibles antagonistes, il est toujours convenable de le faire.

Il paraît qu'on est maintenant assez d'accord sur ce point de pratique, ou du moins qu'on finira par l'admettre *généralement* et *très-incessamment*. Les praticiens s'y seraient déjà conformés depuis long-temps, s'ils avaient eu en leur pouvoir des moyens suffisans pour joindre l'exemple au précepte. Mais, je le demande, à quel appareil connu auraient-ils osé confier une semblable commission, et quelle garantie pouvaient-ils avoir de son efficacité (8)? Je n'hésite pas d'affirmer qu'il n'en existe aucun qui puisse satisfaire l'homme de l'art prudent et éclairé.

Celui que représente cette figure 6 nous offre, au contraire, tous les avantages qu'on peut désirer, et n'a aucun inconvénient.

L'EXTENSION *permanente jointe à cette double* FLEXION, et la FIXATION *du membre entier, combinée avec une très-grande facilité de le* REMUER *en masse,* sont des conditions si précieuses, mais si opposées et si contradictoires, qu'on a peine à en croire ses yeux lorsqu'on les trouve réunies, et qu'on est admirablement surpris et singulièrement réjoui de les rencontrer ensemble (9).

Je n'ai pas besoin d'avertir que lorsque l'extrémité inférieure est placée et attachée sur les planchettes inclinées en sens inverses, on peut à volonté diminuer ou forcer l'extension, en relâchant ou tendant la corde perpendiculaire *BC* qui règle l'inclinaison respective des deux planchettes. Je fais cette remarque, afin qu'on relâche ou qu'on tende davantage la talonnière si quelque circonstance engage à changer en plus ou en moins l'action de cette corde.

Je dois faire observer encore ici (car les idées naissent en foule quand il s'agit des avantages de notre appareil) que, grâce à cette double flexion et au grand relâchement musculaire qu'elle procure, les efforts de réduction seront bien moins nécessaires. Dans les fractures obliques, l'extension continuée sera beaucoup moins forte et très-peu douloureuse, et elle se partagera, ainsi que la contre-extension, *avec le pli du jarret*, par l'appui réciproque des planchettes sur cette partie; c'est-à-dire, de la tibiale contre la région postérieure et inférieure du fémur, et de la fémorale contre l'extrémité supérieure et postérieure de la jambe. Nous n'aurons donc plus ces escarres, ou du moins ces contusions douloureuses, suites presque inévitables de l'emploi de l'attelle de Desault, et de celle si compliquée du professeur Boyer, et nous pourrons toujours prévenir les fâcheux accidens.

Figure 7.

Cette figure représente une de nos bandes piquées ou matelassées. Je les recommande tout particulièrement aux praticiens comme ce qu'il y a de plus commode, même dans l'application du *ci-devant* appareil ordinaire des auteurs. Elles sont très-faciles à lier; leur pression est douce, et jamais elles ne se cordent.

Elles sont faites de deux pièces de linge d'une

longueur et d'une largeur déterminées, entre lesquelles on étend une couche de ouate, de charpie, d'étoupe, de crin ou de laine, et qu'on pique comme un matelas, afin que ce remplissage, plus ou moins épais, reste en place et ne soit pas sujet à se déranger. Aux deux extrémités de ces bandes on coud un ruban de fil d'une longueur et d'une largeur convenables. Nos bandes de direction et la jarretière sont dans le genre de cette figure 7. Elles peuvent avoir de trois à cinq travers de doigt de largeur au milieu, et vont en se rétrécissant vers leurs extrémités. — Plus larges encore et assez longues pour embrasser le corps, elles servent, mieux que toute autre chose, en qualité de *ceinture sous-cuisse*, et sont terminées, ainsi que nous l'avons dit, par une ou deux courroies propres à être bouclées à l'endroit indiqué. (Ces courroies et ces boucles peuvent, au reste, se remplacer aisément par de larges rubans de fil.)

Je dirai, en passant, que je me sers avec avantage d'une bande pareille, et d'une bonne largeur, dans le cas de fracture des côtes. La solidité de cette ceinture, la facilité de se la procurer, de l'attacher et détacher, et la douceur de sa pression, la rendent tout-à-fait recommandable. — On peut, au besoin, construire toutes ces bandes sur-le-champ, en les coupant et modifiant à volonté, suivant les cas; mais, dans un hôpital, on en aura en provision, et je puis dire qu'elles sont très-économiques par leur durée (10).

Figure 8.

Quoiqu'une simple cravate, et mieux encore une de nos bandes piquées, suffise, en général, pour opérer l'extension, il est certain cependant que la bande talonnière, que représente cette figure 8, et que nous allons décrire, leur est de beaucoup préférable. Je l'ai calquée sur celle proposée par le docteur Sauter, dont elle a tous les avantages et aucun des inconvéniens. Ceux-ci sont, pour la bande de Sauter, qu'elle n'est point piquée, qu'elle est sujette à se rouler et à blesser, et que, devant être cousue sur le pied même, il est rare qu'elle soit bien appliquée.

Notre talonnière, au contraire, est matelassée; elle embrasse le coude-pied et le talon par une large surface circulaire; et, pour qu'elle s'applique bien et facilement au bas de la jambe, elle y est lacée ou fixée avec des attaches *AA*.

De chaque côté de cette large bande circulaire, placée près des malléoles comme une espèce de petite guêtre, part un bout de bande assez large aussi, *B B*, qui ne dépasse pas la plante du pied, et qui se termine par un ruban de fil solide, *C C*. C'est au moyen de ces deux rubans qu'on attache la talonnière au sous-pied de la planchette.

Les avantages de cette bande sont de ne point glisser sur le pied, d'embrasser bien celui-ci sans se déranger jamais, et de fournir, au moyen des deux bouts de bandes collatéraux et assez larges, *BB*, un appui au pied, qui permet de l'assujétir et de le diriger à volonté.

Je dois dire, au reste, quoique cette bande bien matelassée soit rarement dans le cas d'incommoder, qu'il peut arriver, cependant, qu'une pression de sa part, légère et douce, mais permanente, aille jusqu'à la douleur. Alors je fais successivement usage et de la cravate, et de la simple bande piquée, dont l'action sur le bas de la jambe ne s'opère pas aux mêmes endroits. Ainsi, dès que l'un de ces trois liens paraît vouloir gêner, je le fais relâcher après en avoir tendu un autre, qui, à son tour, pourra être relevé de la même manière par le troisième : c'est ainsi que je parviens à éviter tout accident.

Si je n'apprends, en ceci, rien de nouveau aux praticiens en général, je puis offrir, néanmoins, à quelques-uns d'entre eux, une nouvelle ressource par l'emploi qu'ils feront, au besoin, de ma talonnière. Ce motif m'a fait allonger, outre mesure, un article qui pouvait aisément être réduit à fort peu de lignes.

Figure 9.

Elle donne une idée du carton dont je recouvre le dessus et les côtés d'un membre cassé et placé sur la planchette.

Afin que ce carton puisse se mouler exactement sur le membre, je le mouille avec une eau gommée, ou du blanc d'œuf; et après l'avoir ainsi assoupli, je le garnis de compresses ou d'un petit matelas de coton. Je le fixe ensuite sur le membre; en bas, par la talonnière, et ailleurs par deux ou trois bandes piquées, d'une longueur en rapport avec le contour du membre brisé, et dont le milieu, passé au-dessous, embrasse immédiatement la partie postérieure ou inférieure de ce membre; je lie les chefs de ces bandes au-dessus et au milieu du carton; celui-ci ne tarde pas à se dessécher et à devenir assez solide pour appuyer toute la jambe, et pour l'emboîter de manière à prévenir avantageusement toute espèce de vacillation des fragmens entre eux. Rien n'est plus facile que d'ôter et de remettre cette pièce de carton, qui, ainsi qu'une selle ou une portion de cuirasse, se place et s'enlève commodément, et ne blesse pas, y eût-il même une plaie et un os nécrosé au-dessous.

Figures 10, 11 et 12.

Ces trois figures font assez connaître la planchette tibiale et son sous-pied sans avoir besoin d'ultérieures explications.

Le grand trou ovale qu'on voit aux deux planchettes peut être utile pour modérer la pression de l'extrémité du talon qui répond à cette partie ; et les deux rangées de trous carrés qu'on voit aux deux côtés de ce trou servent à recevoir le sous-pied, afin d'allonger ou de raccourcir à volonté la planchette, suivant la longueur du membre qu'on a à traiter, de sorte que cette planchette peut, par ce moyen, servir également pour une jambe longue, courte et moyenne. Le sous-pied peut, au reste, dans le besoin, être facilement suppléé par une simple vis ou une cheville.

Les deux rainures parallèles qu'on y voit, doivent, suivant le docteur Sauter, servir avantageusement pour y faire passer les bandes de direction. Je n'ai jamais eu occasion d'en faire usage, parce que je fais ma planchette bien moins large que celle du docteur de Constance, et on peut fort bien s'en passer.

Figure 13.

La planchette fémorale est ici prête à être articulée avec la tibiale, au moyen de charnières métalliques ou autres.

La partie échancrée *A*, et qui doit répondre à l'ischion, est rembourrée, et si elle ne l'était pas, on y suppléerait en faisant arriver et déborder, dans cet endroit, le bout du sachet ou du petit matelas qui sert de garniture à la planche. C'est vers cette même partie échancrée, rembourrée et interne, qu'on cloue, à la face inférieure de la planche, le bandage de corps, ou la ceinture sous-cuisse, et c'est à l'autre bord plus allongé *B* de cette planche, qu'on adapte une courroie *C* avec une ou deux boucles ou de simples rubans de fil, afin d'y fixer la bande *D*, quand elle y aura été ramenée.

Nous avons dit que cette bande, partant entre la tubérosité ischiatique et l'échancrure de la planchette, s'appliquait au pli de la cuisse et sur l'aine du membre fracturé, puis sur l'os des iles du même côté, derrière le dos, et venait sur le ventre en croisant son premier trajet, et en se dirigeant vers la courroie *C*.

Cette planchette doit être plus large vers l'extrémité échancrée que vers l'autre bout, et c'est à tort que les planches du docteur Sauter indiquent tout le contraire.

Figure 14.

C'est la forme qu'affecte la pièce de fer-blanc de Sauter, et qu'il cloue à la portion allongée et externe de la planchette fémorale (*B*, *fig.* 13). *A* est la partie qui doit être assujétie à la planchette; *B* est une boucle ou une agraffe où vient se fixer un sous-cuisse cloué comme celui de la planchette fémorale (*fig.* 13). Cette portion *B* de la pièce métallique répond à l'épine de l'os des îles du côté malade, qu'elle entoure en se prolongeant jusqu'au sacrum.

Figure 15.

Il suffit de jeter un coup-d'œil sur cette figure pour juger très-bien nos moyens contentifs, et apprécier leur action dans le cas d'une fracture de jambe récente, soit simple, soit horriblement compliquée, qu'on vient de réduire et de fixer sur la planchette.

Figure 16.

On voit ici une fracture compliquée de plaie et d'une très-grande tendance de la jambe à se courber.

La talonnière et la jarretière sont, en conséquence, attachées du côté de la convexité du membre, afin que la bande de direction puisse bien le ramener en sens opposé. On a placé deux de ces bandes pour ménager la plaie, qu'on peut, par ce moyen, traiter toujours comme s'il n'existait à cette jambe qu'une plaie contuse et déchirée *sans lésion de l'os*. Cependant celui-ci peut être brisé en éclats et largement à découvert, comme j'en ai vu plusieurs exemples.

On comprendra bien vite la manière douce pour le blessé, et facile pour le chirurgien, en laquelle le traitement et la guérison peuvent et doivent s'opérer en pareil cas.

NOTES.

NOTE 1.

C'est le même chirurgien qui vient encore d'enrichir notre art d'un procédé particulier pour l'extirpation de la matrice cancéreuse, et qui a pratiqué cette opération avec un succès à peine croyable.

NOTE 2.

Monsieur le professeur Richerand lui-même, dans son Histoire des progrès récens de la Chirurgie, paraît n'avoir eu aucune connaissance de ce nouveau moyen; car ce qu'il en dit, page 147, prouve évidemment qu'il n'a pu l'apprécier. Cependant, malgré la prédilection qu'on peut avoir pour un appareil *ordinaire* quelconque, on ne méconnaîtra jamais dans le nôtre ses avantages exclusifs de la MOBILITÉ, et celui surtout de pouvoir la communiquer à *tous* les autres appareils connus, et de leur être associé. Il en rehaussera, par là, le mérite aux yeux de chaque praticien, et tous doivent d'autant mieux chercher à le combiner avec leur méthode particulière de traiter les fractures, qu'il leur offrira la facilité de simplifier toujours plus leurs moyens contentifs, et d'écarter ceux qui surchargent mal à propos le membre, le molestent, et sont en général embarrassans et inutiles.

Ainsi, les amateurs des attelles et des paillassons, et ceux qui tiennent au bandage roulé, de Sculter, à dix-huit chefs, etc., pourront toujours continuer d'en faire usage conjointement avec la suspension. Ceux qui ont adopté les plans inclinés simples, les retrouveront plus parfaits et plus commodes avec nos planchettes. Les praticiens qui, à l'imitation des Arabes, voudront, dans certains cas de fractures comminutives, couler du plâtre autour des membres broyés, afin de les soutenir bien exactement, ne sauraient mieux faire que de les mouler sur notre plan mobile. Enfin, ceux qui, empruntant peut-être des Arabes ce singulier moyen et le modifiant d'une manière à-la-fois plus rationnelle et plus chirurgicale, substituent au plâtre, pour *toutes les fractures*, des compresses et des bandes fortement imprégnées de blanc d'œuf, de styptiques et de résolutifs; ceux-là, dis-je, sauront gré à notre appareil de recevoir mollement leurs membres ainsi emmaillottés et de leur permettre les mouvemens les plus divers. Tous, en un mot, se féliciteront de cette heureuse addition, et tous, *j'ose le leur garantir*, s'empresseront de recourir *exclusivement* à notre méthode dès qu'ils auront lieu de croire et de s'assurer que la leur est insuffisante et défectueuse.

NOTE 3.

Cette planche n'est ici, en effet, qu'une véritable attelle, et elle en fait parfaitement l'office. Aussi pourrait-on contester au docteur Sauter sa prétention de traiter les fractures *sans aucune attelle*, tout en lui faisant la singulière observation qu'il en applique là où, jusqu'à lui, on ne s'avisait guères d'en mettre, et qu'il les supprime, tout-à-fait, dans les endroits où, avant lui, on les plaçait exclusivement. Mais, au lieu d'une mauvaise chicane, voyons plutôt à donner un nom à ce nouvel appareil. Ceux de *mobile*, de *suspendu*, n'expriment pas tout et disent trop. On peut, en effet, suspendre un membre brisé sur des sangles, dans une coulisse quelconque, etc., et tout cela peut être mobile. D'un autre côté, comme nous en disons un mot à la note 7, ce nouveau moyen sera employé fréquemment sans être ni suspendu, ni rendu mobile, et il pourra, sans ces deux qualités, rendre également de très-grands services, et tels qu'on ne saurait les espérer d'aucun autre procédé connu.

On ne peut guères lui donner le nom de son inventeur : ce ne sont plus ni les bandes, ni la manière de suspendre du docteur de Constance, et il ne lui associe jamais la plus petite attelle. Or, nous verrons que l'addition que je propose d'un carton est très-rationnelle et modifie avantageusement le mode de traitement; d'autres modifications heureuses peuvent encore être ajoutées. Nulle part, d'ailleurs, il ne dit qu'on puisse l'employer sans être suspendu, et je lui fais jouer, au contraire, un rôle très-important, dans les armées, sans la suspension. (*Voyez* la note 7.)

Le mot HYPONARTHÉCIE, ὑπὸ, sous, ναρθηξ ηχος, attelle, est nouveau et rend bien la chose essentielle de notre appareil. Ainsi, si l'on veut en faire usage, on s'exprimera correctement en disant : « *l'hyponarthécie* suffit » pour le traitement des fractures; l'appareil *hyponarthé-* » *cique* est très-ingénieux, etc. » Mais on fera tout aussi bien, sans ce néologisme, de dire avec moi : « On traite » maintenant, les fractures par l'*appareil à planchette.* La » *planchette à fracture* est préférable, de beaucoup, à tout » ce qui a été mis en usage jusqu'ici, et, pour les frac- » tures des extrémités inférieures, on ne saurait assez » recommander l'usage de *la planchette.* »

Ces mots rappellent, au moins, une idée claire et précise; au lieu que celui d'*appareil ordinaire*, donné à ce que les praticiens emploient de nos jours, n'indique rien du tout, et se rattache tout aussi bien à l'appareil ordinaire d'un professeur en chirurgie, qu'à celui dont se sert habituellement le dernier des empiriques, ou le plus chétif renoueur. Nous adoptons, d'ailleurs, le diminutif *planchette* afin d'indiquer la différence qui existe entre notre moyen et les *planches* employées par les Anglais.

NOTE 4.

Quelques chirurgiens, exagérant l'utilité de la simple position dans le traitement de certaines fractures des extrémités inférieures, se contentent de placer le membre d'une manière convenable sur un plan incliné. Mais les succès obtenus sont-ils de bien sûrs garans qu'ils se reproduiront sous des mains moins habiles ? Il est permis d'en douter. Si le membre était gisant sur une planchette mobile, le malade pourrait, du moins, se remuer sans beaucoup de douleur, soit pour faire son lit, soit pour satisfaire à ses besoins variés ; on aurait encore la certitude que les fragmens changeraient peu de rapports, et que leur chevauchement serait assez difficile. Sur ce dernier point nous ferons observer que l'action musculaire peut entraîner, sans doute, le fragment inférieur, mais que le croisement a lieu, sur-tout, par la pression puissante du supérieur contre l'inférieur ; et si celui-ci est fixé contre le sol ou le lit, c'est-à-dire contre un plan immobile, rien ne saurait mettre obstacle à ce que le chevauchement ne soit porté à son comble.

Or, sur la planchette, ce fragment inférieur, bien loin d'être appuyé d'une manière invariable et de résister à l'action du supérieur, si celui-ci tend à glisser en bas contre lui, fuit, au contraire, au moindre choc et au plus léger mouvement. C'est que le fragment supérieur, en appuyant fortement sur la planchette, ne communique qu'à cette dernière le choc ou l'impulsion ci-dessus, et jamais au fragment inférieur, et que celui-ci suit paisiblement tous les mouvemens de la planchette, sans pouvoir changer ses rapports avec l'autre fragment.

Si l'observation vient à l'appui de ce raisonnement, il est évident que les choses doivent se passer tout autrement lorsque le membre brisé repose sur un plan fixe. Pourquoi donc vouloir courir une semblable chance sans aucun avantage quelconque, et pourquoi ne pas préférer un plan mobile sans aucun inconvénient, et avec toute sorte d'avantages bien reconnus et bien constatés?

Qu'on ne vienne pas nous dire que la planchette n'admet que la position du membre sur le talon et sur la région postérieure, et qu'il est tel cas où il importe que la jambe repose sur le côté! Cette objection serait mal fondée, et nous devons dire ici que le plan si mobile, et pour ainsi dire si docile de la planchette, permet, mieux que tout autre, à la jambe telle ou telle position, direction et inclinaison, et qu'il est toujours loisible à l'homme de l'art ou au malade de la lui donner et changer à volonté.

Nous conseillons donc à tous ceux qui sont assez confians, j'allais presque dire assez imprudens, pour oser abandonner la guérison d'une fracture à la simple position, de choisir, tout au moins, pour celle-ci, notre planchette suspendue comme ce qu'il y a de plus convenable et de plus rassurant; et nous pouvons leur garantir alors des résultats plus doux, plus heureux et bien autrement faciles. Nous les prévenons, cependant, qu'ils n'en resteront pas là, et que, profitant de la facilité de faire mieux, ils se mettront à l'abri de toute inquiétude, et préserveront leurs malades de tout accident en assujétissant leurs membres d'une manière à-la-fois plus satisfaisante et plus rationnelle.

NOTE 5.

Si le traitement des fractures des extrémités supérieures

est, en général, plus facile et moins douloureux, et s'il requiert beaucoup moins de moyens contentifs que celui des extrémités inférieures, nous devons l'attribuer, en grande partie, à ce que le bras et l'avant-bras peuvent être soutenus, suspendus, *fléchis* et rendus mobiles par le moyen de l'écharpe. Comment se fait-il qu'on ait été si long-temps à généraliser ce principe important, et à l'appliquer d'une manière ou d'une autre à la cuisse et à la jambe?

L'écharpe bien étudiée est, à nos yeux, maintenant, pour les extrémités thoraciques, ce que la planchette suspendue est aux extrémités abdominales. Cette dernière, seulement, est plus mobile, soutient mieux le membre, permet mieux de l'allonger, de le fléchir et de l'étendre à volonté; en un mot, elle est plus parfaite que l'écharpe, et nous pouvons, en conséquence, simplifier de beaucoup, avec elle, *tous* les moyens contentifs.

NOTE 6.

Il est bien entendu que s'il s'agit des plaies transversales de la partie antérieure de la cuisse ou de la jambe, l'appareil ne doit former qu'un seul et même plan, et que son utilité consiste, essentiellement, à empêcher toute flexion du genou et du pied, en permettant cependant le plus de mouvement possible. Il pourra nous offrir encore cet avantage, d'élever le pied et la jambe au-dessus du niveau de la cuisse, et de mettre, de cette manière, les extenseurs dans un grand relâchement. Mais, s'il est question de lésions en travers des muscles ou tendons de la région postérieure, les planchettes affecteront les inclinaisons nécessaires pour que la jambe soit fléchie sur la cuisse, et le pied étendu sur la jambe.

NOTE 7.

Nous voilà donc amenés à traiter un sujet de la plus haute importance et qui se rattache, sinon au salut des empires, du moins à celui des hommes destinés à les soutenir et à les défendre.

Les fractures, et les fractures les plus compliquées, sont l'apanage des gens de guerre. Que deviennent ces malheureux, depuis le plus simple individu jusqu'au chef qui dirige leur valeur, lorsque leurs membres sont brisés et déchirés de la manière la plus affreuse? Je le demande aux chirurgiens militaires les plus humains, les plus zélés et les plus habiles, à quelle dure extrémité ne sont-ils pas, le plus souvent, réduits envers ces honorables victimes de la gloire ou du patriotisme? Au milieu des chants de triomphe et d'allégresse tout comme dans le tumultueux désordre d'une déroute ou d'une retraite précipitée, ces infortunés sont exposés à tous les genres de tortures, jusqu'à ce que des mutilations indispensables, ou, ce qui vaut presque mieux, jusqu'à ce que la mort vienne enfin mettre un terme à leurs souffrances.

Ombres des Bilguer et des Tissot! vous souriez à notre appareil! Joignez-vous à moi pour le faire accueillir dans le palais des rois, et qu'il pénètre, de là, sous la tente du dernier de leurs soldats. Il adoucira les maux de la guerre et conservera à une foule de braves la douce assurance et le dangereux honneur de pouvoir encore voler aux combats.

Il m'est bien doux, en effet, de me persuader que notre appareil sera très-incessamment admis dans les armées: une fois connu, et rien n'est plus facile, de simples infirmiers pourront, aussi bien que les plus habiles chirurgiens, y placer et ajuster *provisoirement*, et sur le champ de bataille même, les membres fracassés, et éviter, de cette manière, aux blessés, les douleurs et les dangers du transport, ainsi que ceux du retard d'un pansement plus méthodique ou d'une amputation nécessaire. Ce que j'avance là est si vrai, que le simple infirmier de l'hospice de Lausanne, et qui n'a fait aucune étude de notre art, sait appliquer parfaitement cet appareil, même dans le cas de fractures compliquées, et qu'il me laisse assez peu de chose à faire après lui, lorsqu'il lui arrive, en mon absence, de devoir faire le nécessaire.

Je dois, avant tout, indiquer ici qu'il n'est nullement indispensable que notre planchette soit suspendue pour pouvoir offrir aux membres cassés un refuge assuré contre les tiraillemens, les saccades et les faux mouvemens auxquels ils sont toujours exposés, et qui réveillent sans cesse leurs tourmens. On comprendra aisément que la planchette, sur laquelle une extrémité quelconque aura été placée et attachée, est tout ce qu'il y a de plus commode pour le transport d'un blessé, et qu'elle est très-utile encore; je dirai même que rien ne peut la remplacer lorsqu'un malheureux doit être abandonné sur le terrein, ou relégué dans un endroit simplement abrité.

Mais c'est lorsqu'il s'agira d'évacuer des hôpitaux et d'emmener, dans une retraite précipitée, tous les blessés, que notre appareil sera sur-tout avantageux. Ici, les membres (sur-tout les extrémités inférieures) seront suspendus très-facilement dans la voiture; il pourra même y en avoir de particulières destinées à ce genre de service : les blessés pourront y rester jour et nuit si la saison le permet; et, dans le cas contraire, ils seront aisément déplacés le soir et replacés le matin si on le juge convenable. Tout ira d'autant mieux, que la suspension se fera ou n'aura pas lieu, que le membre n'en sera pas moins solidement placé sur la planchette.

Si j'avais à émettre quelques idées sur l'emploi de nos planchettes, soit pour de simples et fréquens accidens à l'armée, soit pour des fractures plus graves sur le champ de bataille, soit enfin pour le transport des blessés de cette catégorie, je dirais : les planchettes doivent être très-étroites (*) ; l'appareil pour les fractures de la cuisse doit être d'une seule pièce, ou n'offrir qu'un seul plan, et on ne fera point usage, en pareille circonstance, des charnières pour fléchir les membres (c'est nécessaire pour la plus grande facilité du service); au lieu d'avoir, pour garnir la planchette, des paillassons ou des petits matelas séparés sujets à se déranger, et sur-tout à embarrasser dans un genre de service où la célérité est l'objet essentiel, il faudra les assujétir d'avance, avec quelques clous, sur la planchette, ou rembourrer légèrement celle-ci en la recouvrant de toile cirée ou d'une simple toile forte; il y aura à chaque planchette, à droite et à gauche, le nombre de vis convenable et trois bandes matelassées, afin de pouvoir aisément et rapidement mettre le membre en bonne position et l'assujétir ; les vêtemens et *toute espèce* de chaussure ne seront point un obstacle à ce premier pansement : il est même des circonstances où il sera, au contraire, précieux de conserver aux membres les moyens d'être garantis du froid ; ce pansement *provisoire* suffira, au besoin, pendant quelques jours ; il se trouvera bien vite, dans une armée, à part les officiers de santé, un nombre considérable d'hommes intelligens et propres à appliquer ce

(*) En général, je fais faire mes planchettes très-étroites et en rapport avec le volume du membre. Il arrive bien alors que les cordes qui vont en convergeant pressent sur ce membre et le blesseraient si l'on n'avait pas la précaution de les écarter au moyen d'une petite traverse de bois placée au-dessus du membre qu'on veut protéger. (Voyez la figure 4.)

premier appareil; il est si simple qu'on n'a, en quelque sorte, qu'à le montrer au premier venu pour qu'il sache aussitôt en faire un emploi judicieux; ce moyen donnera, au besoin, des idées heureuses pour suppléer, à son défaut, par de la paille ou des osiers nattés, par du cuir solide, de l'écorce, etc., le tout soutenu par un simple mouchoir ou des cordes, et même de la paille cordée.

Nous ferons observer, à ce sujet, que si l'usage de notre moyen est promptement saisi par l'homme le plus étranger à la chirurgie, il en est tout autrement de l'appareil *dit ordinaire* : ici, tout est aussi compliqué que difficile à juger et à imiter, et je ne crains pas de dire que les bandes de Scultet, les remplissages, les paillassons, les attelles et la manière de rouler celles-ci dans un drap, de les assujétir, etc., etc.; que tout ce fatras, dis-je, doit à juste titre passer pour du grimoire aux yeux de la multitude, et qu'il est impossible, à moins d'être des initiés, qu'on en tire quelque induction ou quelque lumière pour le remplacer au besoin.

Nous ferons remarquer encore que, s'il s'agit de porter et reporter un individu atteint d'une fracture grave aux extrémités inférieures, la planchette offre un plan fixe des plus commodes, et qui ne peut guère donner lieu aux vives douleurs causées par la gaucherie ou la brusquerie des porteurs. Ajoutez, enfin, que le membre est toujours à découvert, que le malade lui-même peut l'inspecter à chaque instant, l'arroser ou le panser, ou le faire panser, avec la plus grande facilité, par ses camarades, et que le chirurgien, chargé d'accompagner le transport, peut d'autant mieux être utile, qu'il n'a guère besoin que d'une simple et facile surveillance.

Je ne m'étendrai pas davantage sur ce sujet vraiment intéressant; mais j'en ai dit assez pour que l'attention de toute administration militaire soit réveillée sur cette matière, et pour l'engager à prendre des mesures afin de faire examiner SI CE NOUVEAU MOYEN PEUT CONVENIR, ET S'IL EST PRÉFÉRABLE A TOUS CEUX EMPLOYÉS JUSQU'ICI.

J'en appelle à l'expérience en invoquant ses arrêts avec confiance, et, j'aime à le dire, avec la plus douce espérance et la plus vive satisfaction.

Nous laisserons, d'ailleurs, aux chirurgiens des armées le soin d'apprécier toutes ces idées, et de nous dire combien de membres et de braves ils auraient pu conserver s'ils avaient eu connaissance d'un moyen à la portée de tout le monde, et que de peine ils se seraient épargnée s'ils avaient pu le mettre en pratique.

NOTE 8.

Le double plan incliné du célèbre Astley Cooper, au moyen de deux ou trois planches, permet sans doute au membre de prendre une bonne et heureuse position, et j'avouerai avec plaisir que, *sous ce rapport*, ce procédé se rapproche du nôtre; mais il lui est bien inférieur par la difficulté de fixer solidement ce membre, de faire agir sur lui, au besoin, l'extension et la contre-extension, de varier la position du malade, de le remuer, soit pour faire son lit, soit pour d'autres besoins plus impérieux, etc. J'en appelle volontiers au jugement éclairé de cet habile opérateur, et je suis convaincu qu'il hésitera d'autant moins à adopter notre procédé, qu'il a tous les avantages de celui qu'il emploie et recommande, et aucun de ses inconvéniens.

NOTE 9.

Une partie de cette espèce de prodige n'est, au reste, qu'apparente, et ne repose que sur un vice de locution, et, on pourrait dire, sur un véritable jeu de mots. Les expressions d'*extension* et de *contre-extension*, consacrées par les auteurs, sont évidemment mauvaises et ridicules, et donnent lieu à cet *imbroglio*.

L'extension d'un membre ne constitue point ce qu'on entend ordinairement par-là, c'est-à-dire, la traction qu'on exerce sur lui, et ne l'indique en aucune manière. Ainsi, pour faire l'extension des extrémités inférieures, il suffit de peser sur le genou tout en soutenant ou relevant le talon; et, pour procurer celle des extrémités supérieures, vous n'avez qu'à repousser le coude en tirant sur le poignet en sens inverse. L'extension forcée et continuelle de ces parties a déterminée par la permanence et le degré de cette pression et de cette répulsion. Notez bien que, dans l'ankylose du genou et du coude, cette extension est, ou impossible si le membre est angulaire, ou sans aucun but si les os sont soudés en ligne droite, et cependant, vous pouvez être dans le cas d'ordonner *gravement* cette opération.

La contre-extension est ici un mot vide de sens ou absurde; car elle semblerait signifier qu'elle agit en sens contraire de l'extension, c'est-à-dire, qu'elle tendrait à produire la flexion du membre, pendant que, par l'extension, on s'efforcerait à obtenir un état opposé. Mais, en admettant l'extension et la contre-extension dans l'acception voulue par les auteurs, et comme des puissances qui tirent en sens opposé pour produire l'*allongement* d'un membre, nous dirons que la contre-extension est rarement active; elle est quelquefois une force d'*inertie*, et doit toujours être envisagée comme une véritable *résistance* à l'extension. Que cette résistance provienne du poids du membre ou de la masse du corps seulement, ou qu'ils soient assujétis par des hommes ou attachés par des liens à quelque objet fixe et solide, ou qu'ils soient enfin repoussés par la même puissance qui fait l'extension, on ne peut voir, dans tous ces cas, qu'un mode de résistance purement passive, et qui ne doit jamais être, ce qu'est toujours l'extension, une force essentiellement agissante. Je dois, cependant, ici, une petite explication : c'est qu'en parlant de résistance, j'entends celle qui est inhérente à la manœuvre du chirurgien, la résistance purement technique ou mécanique, et pas du tout celle qui résulte de l'état physiologique ou pathologique des parties. Cette dernière où la contraction musculaire est toute vivante, c'est la seule vraiment active, celle que nous avons sans cesse à combattre, contre laquelle nous réunissons tous nos efforts, qui les élude quelquefois, mais que dompte mieux que tout autre moyen connu, l'appareil hyponarthécique.

Nous dirons donc : « Pour réduire une fracture ou une » luxation des extrémités, il est nécessaire d'allonger les « membres en faisant sur eux telles et telles *tractions*, » et de fixer, en même temps, les autres parties de » ces membres ou le corps entier, de manière à pro» curer une *résistance* suffisante. Et pour maintenir ré» duites certaines fractures, il convient que les tractions » méthodiques soient *permanentes* et convenablement *gra*» *duées*, tout comme alors il importe d'offrir à ces tractions » une résistance proportionnée à leur mode et à leur degré » d'action. »

Ces changemens, réclamés par la raison, seront surtout appréciés dans le traitement par l'hyponarthécie, soit pour exprimer bien exactement ce qui a lieu, soit pour éviter des contre-sens. C'est ainsi qu'on dira très-bien à l'occasion d'une fracture de jambe : « La résis» tance s'opère déjà suffisamment, dans certains cas, » par le poids seul du membre brisé, et par son frotte» ment sur le coussinet ; elle peut être augmentée par la » pression des bandes de direction et par la jarretière

» fixée obliquement au haut de la planchette; ce poids,
» ce frottement et ces liens doivent être envisagés comme
» les *antagonistes inertes* de toute espèce de tractions sur
» le pied.

» Si, dans les fractures du fémur, vous augmentez les
» tractions permanentes, la résistance *relative* se fait tout
» naturellement par le moyen de l'appui de la planchette
» contre la tubérosité ischiatique, et de celui de notre
» sous-cuisse.

« Une plus grande flexion des membres, lorsqu'ils sont
» assujétis sur les planchettes, donne lieu à une traction
» proportionnellement plus forte; de manière qu'on peut
» augmenter ou diminuer celle-ci en fléchissant ou en
» étendant ceux-là. »

Pour rendre cette dernière proposition dans les termes usités jusqu'ici, il faudrait nécessairement dire : *Une plus grande* FLEXION *des membres donne lieu à une* EXTENSION *plus considérable, de sorte qu'en augmentant la flexion, on augmente d'autant l'extension*, et vice versâ. On sent tout le choquant d'un pareil langage et le besoin que j'éprouvais de le signaler dans cette note.

Il était réservé à l'hyponarthécie de faire naître ces réflexions, d'en faire ressortir la justesse, et d'établir (ce qu'on ne saurait trop répéter) qu'avec elle seule on peut unir, commodément et facilement, toute espèce de flexion, avec tel degré d'allongement et tel mode de traction et de résistance qu'on jugera nécessaire.

Nous aurions dû, dans le cours de ce mémoire, adopter par-tout cette nouvelle nomenclature et ne pas redouter une innovation dans les mots là où nous en avons établi une complète dans les choses. Il est toujours temps, au reste, de rappeler les bons principes et de combattre les mauvais, et nous insistons maintenant pour qu'on se serve exclusivement des termes *allongement*, *traction* et *résistance*, et qu'on bannisse du langage chirurgical ceux *mal sonnans* d'*extension* et de *contre-extension*. On ne conservera l'extension que pour indiquer uniquement l'état opposé à la flexion d'un membre, et je ferai remarquer ici que dans les fractures, près des articulations, ou lorsque celles-ci pourraient être exposées à l'ankylose vraie ou fausse, l'hyponarthécie permet de la prévenir et de la combattre de bonne heure *sans aucun inconvénient*. Il sera d'autant plus facile, en effet, de *fléchir* et d'*étendre*, alternativement et à volonté, un membre placé sur nos appareil, qu'on ne dérangera nullement, par là, les moyens qui servent à l'*allonger* et à maintenir sa réduction.

NOTE 10.

Dans un hospice ou à l'armée, on aura sans doute une certaine provision de planchettes à fracture, de bandes, de cartons, et sur-tout d'appareils *tout montés*, qu'il suffira de crocher au plafond après que le membre aura été réduit et placé au-dessus. Cette opération de réduction est alors si promptement déterminée et si simple qu'elle réduit l'office du chirurgien à fort peu de chose.

Mais, dans la pratique particulière, dans les campagnes, dans les endroits isolés et dans les circonstances imprévues, toutes les pièces de notre appareil (à part la feuille métallique, dont nous croyons qu'on peut aisément se passer), toutes ces pièces, dis-je, sont toujours très-faciles à se procurer partout, de sorte que le chirurgien le moins intelligent ne sera *jamais* embarrassé. Je me suis, du moins, constamment tiré d'affaire sans beaucoup d'efforts. Ainsi, j'ai substitué quelquefois de simples bandes aux cordes qui me manquaient; j'ai cloué ces moyens de suspension lorsque je n'avais pas de quoi percer ma planchette; j'y ai mis des clous ou des chevilles en place de vis; je me suis servi d'étoupe, de laine, de vieux chiffons pour confectionner mes bandes; ces mêmes objets, le son, la sciure, la mousse, et même du foin menu, m'ont été utiles pour garnir la planchette et en faire des matelas; de l'écorce d'arbre, du cuir mouillé, la reliure épaisse d'un vieux bouquin ont figuré en place de ma pièce de carton; des bouts de corde, de peau ou de toile forte ont très-bien remplacé les charnières métalliques; j'ai été dans le cas, faute de mieux, de mettre la jambe sur un mouchoir de poche, et de suspendre celui-ci par les quatre coins; enfin, dans les mêmes circonstances, j'ai dû me *résigner* à faire l'application provisoire de l'appareil ordinaire des auteurs, auquel je substituai bientôt, et à la grande satisfaction des malades, celui qui fait le sujet de ce mémoire, c'est-à-dire, *mon appareil ordinaire.*

Il va, au surplus, sans dire, que dans la plupart des cas le chirurgien apportera, lui-même, la planchette toute préparée, lorsqu'il sera appelé pour une fracture, et qu'il s'évitera, de cette manière, la perte du temps et quelques embarras nécessaires pour la confection instantanée de son appareil.

Il en est un bien commode, que j'ai perfectionné depuis que cet ouvrage a été livré à l'impression, qui suffit pour toutes les fractures et peut s'adapter aux différentes longueurs des membres des adultes. — Nous savons déjà que le sous-pied, en pouvant se rapprocher ou s'éloigner de l'extrémité supérieure de la planchette tibiale, allonge ou raccourcit à volonté celle-ci; mais la fémorale n'offre pas ce même avantage; et comme, d'ailleurs, cette dernière planchette doit varier selon que ce sera la cuisse gauche ou la droite sous laquelle on aura à la placer, il a fallu, d'un côté, aviser aux moyens d'allonger et de raccourcir cette planchette à volonté, et de l'autre, d'avoir la facilité de changer ses rapports pour l'adapter indifféremment à l'une ou à l'autre cuisse.

Pour obtenir ces deux avantages, on a joint, par des charnières, la moitié inférieure seulement de la planchette fémorale; cette moitié, mince et courte, est reçue dans l'autre portion plus ou moins longue de la planchette tronquée, et permet à ces deux fragmens de glisser l'un sur l'autre ou l'un dans l'autre, comme dans une coulisse, et d'y être arrêtés par un écrou au point de longueur où l'on veut avoir la totalité de la planchette. Le même mécanisme donne la facilité de tourner et retourner le fragment supérieur de cette planchette à coulisse afin de l'ajuster au membre droit ou gauche.

Au bord supérieur et interne de ce même fragment est une rainure assez profonde pour recevoir une des extrémités de la ceinture sous-cuisse qu'on y assujétit au moyen d'un écrou ou autrement. (Une simple petite mortaise suffit encore pour y arrêter le chef de cette bande, qu'on peut y attacher avec un ruban de fil, ou de la ficelle.)

Au bord supérieur et externe se trouve une agraffe, ou tout simplement une petite mortaise où vient se fixer l'autre extrémité de la ceinture sous-cuisse.

Le fragment à charnière n'empêche nullement que la même planchette à laquelle il est articulé, ne serve pour une simple fracture de jambe. Il est si mince, qu'il peut aisément être replié et caché sous la planchette tibiale, sans en gêner le jeu. Il suffira de la percer de deux trous qui coïncident, lorsque ce fragment est replié, avec ceux qui doivent se trouver à l'extrémité supérieure de la planchette tibiale.

Cet appareil est fort simple, et le premier menuisier l'exécutera très-bien, d'après l'explication que je viens d'en donner. Les praticiens en saisiront bien vite l'utilité, puisqu'ils seront toujours prêts, avec cet *unique* appareil, à remédier, de suite, à chaque fracture qui se présentera; et il est si léger et si peu embarrassant, qu'il peut, au besoin, être transporté sous le bras ou à la main avec autant de facilité qu'une boîte d'amputation.

Une coulisse semblable à celle que nous venons de décrire, peut être ajustée également à la planchette tibiale. Par là on sera dispensé de la double rangée des mortaises à cette planchette; le sous-pied, cloué à l'extrémité de la planchette ne sera pas exposé à vaciller et même à sortir, et la totalité de l'appareil, pouvant de cette manière être réduit à une plus courte dimension, n'en sera que plus commode à transporter.

Mais si ces machines à coulisses sont fort commodes pour le praticien aisé, ou qui n'a que peu de fractures à traiter, elles deviennent onéreuses pour celui qui se trouve dans des circonstances opposées, et je dois dire en faveur de ce dernier, et dans l'intérêt de toute administration qui se fait un devoir d'une sage économie, qu'on supplée parfaitement à cette coulisse en articulant les planchettes au moyen de courroies, de simples cordes, et même de rubans de fil. On les fait passer dans deux trous ou mortaises pratiqués aux extrémités correspondantes des deux planchettes, où elles font l'office de charnières quand elles sont convenablement liées. On conçoit la facilité qu'on a de retourner la planche fémorale pour l'ajuster au besoin à l'une ou à l'autre cuisse, et la changer même si elle pêche par excès ou par défaut de longueur.

Nous ferons observer de plus que des mortaises ou des trous de trois à quatre lignes de diamètre peuvent fort bien remplacer les agraffes, les boucles et les vis dont nous avons parlé; et qu'en établissant, ainsi que le docteur Sauter l'avait proposé dans un tout autre but, une rainure sur chaque côté de la planchette, et en faisant celle-ci large de neuf à dix pouces, on aura, sur-tout dans les armées, un moyen suffisant pour y assujétir les chefs de nos bandes de direction.

J'ajouterai qu'il n'est pas nécessaire, en général, que les trous qui doivent donner passage à la corde de suspension soient percés aux angles mêmes des planchettes, mais qu'il peut y avoir avantage de les placer à quelques pouces de ces angles.

Dois-je dire que notre sous-pied, en forme de chevalet ou d'échelle, peut fort bien n'être qu'un bout de planche, de deux ou trois pouces de largeur sur huit à neuf de longueur, et qu'élevé à cette hauteur-là, et au-dessus des orteils, il protègera le pied contre le poids des couvertures, en suppléant tout naturellement au cerceau.

En un mot, et pour en finir, j'affirme et je promets que l'hyponarthécie, en remplissant toujours toutes les indications imaginables, se prêtera aux désirs les plus variés des malades, des hommes de l'art, et des administrateurs zélés et économes. C'est la conviction intime que j'en ai, qui m'a engagé non-seulement à m'étendre, à insister, et à revenir à plusieurs reprises sur certains points essentiels, mais encore à faire le voyage de Paris et de Londres pour y mettre en crédit ce procédé ingénieux, et le faire recevoir dans les hôpitaux et dans les armées de terre et de mer.

Je ne suis d'ailleurs guidé par aucun autre motif d'intérêt que celui d'être utile, et ma plus douce récompense sera... d'avoir réussi.

FIN.

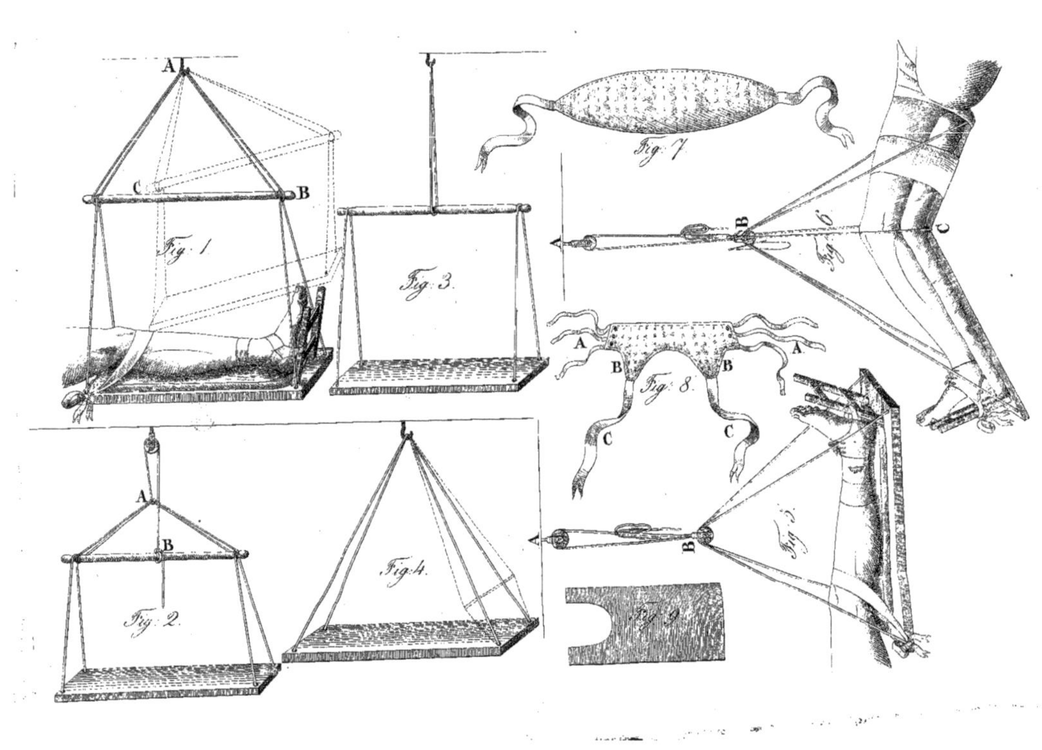

Fig. 1
A
B
C
Fig. 2
A
B
Fig. 3
Fig. 4
Fig. 5
B
Fig. 6
A
B
C
Fig. 7
Fig. 8
A
A
B
B
C
C
Fig. 9

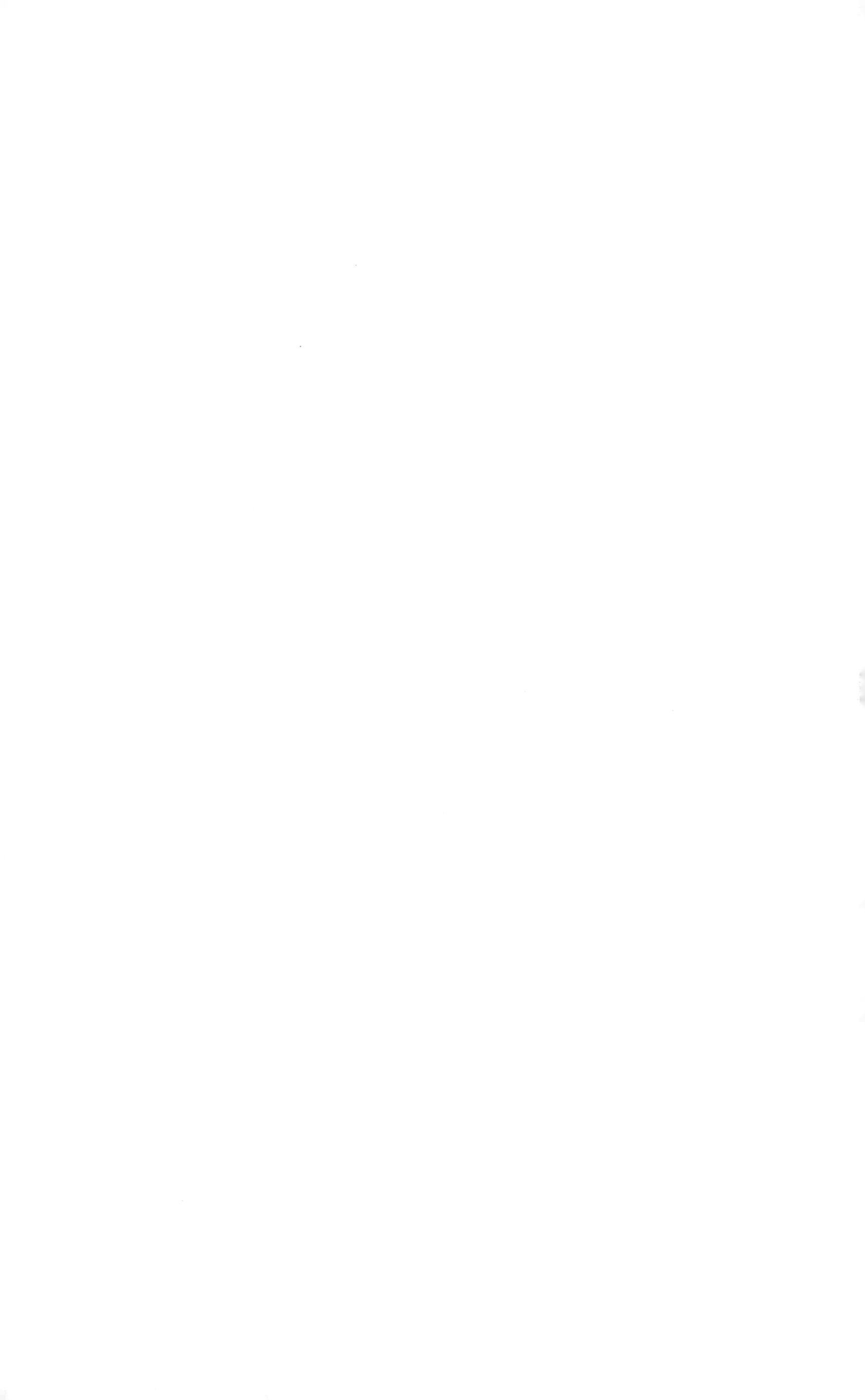

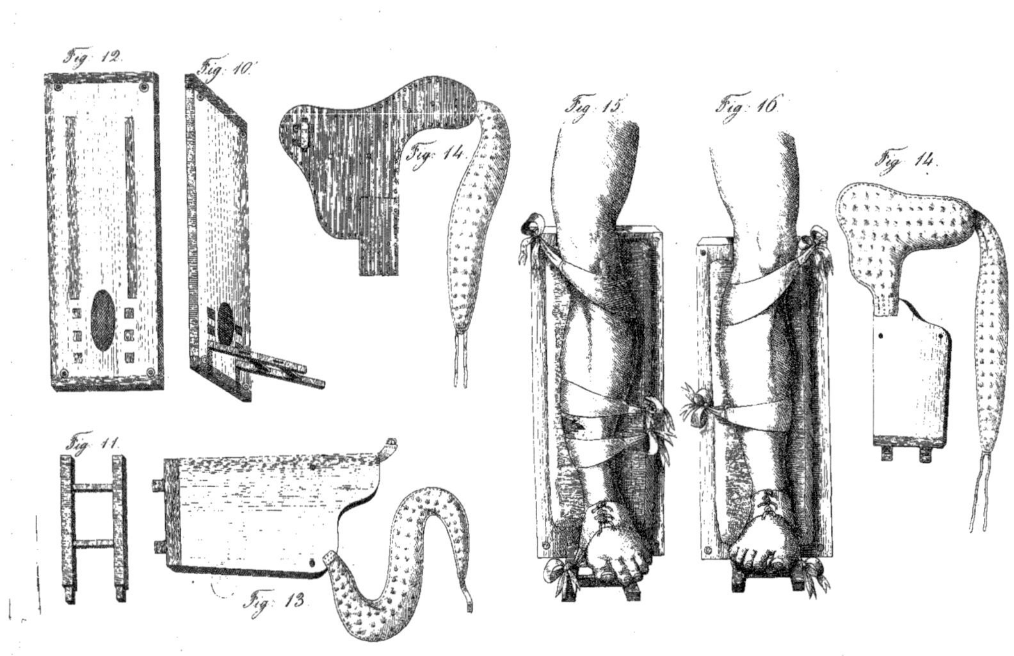
Fig. 12.
Fig. 10.
Fig. 14.
Fig. 15.
Fig. 16.
Fig. 14.
Fig. 11.
Fig. 13.

www.ingramcontent.com/pod-product-compliance
Ingram Content Group UK Ltd.
Pitfield, Milton Keynes, MK11 3LW, UK
UKHW021113260726
13994UKWH00002B/870